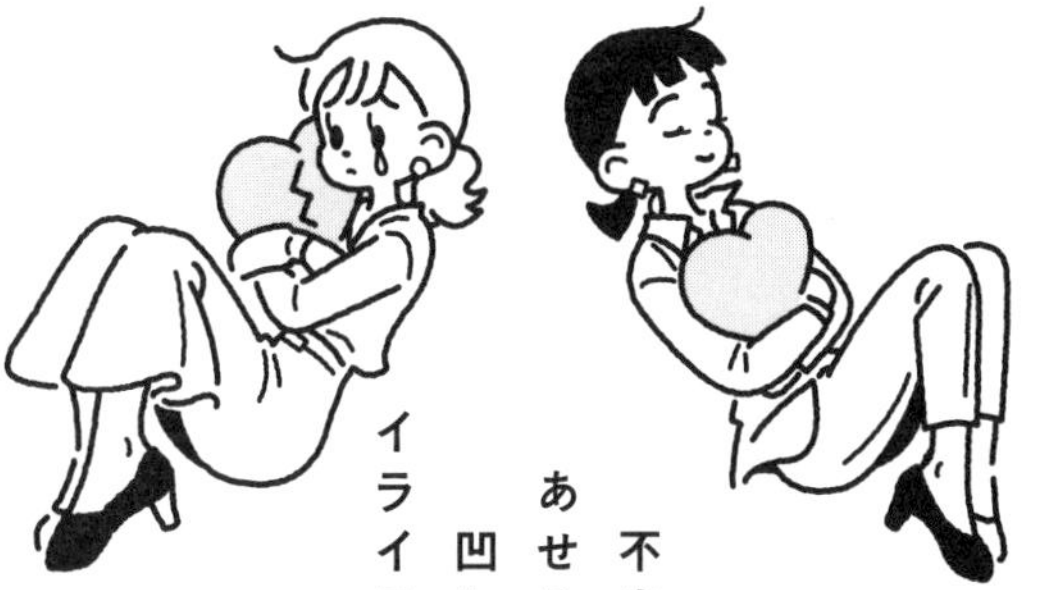

不安
あせる
凹む
イライラ

「なんとかなる」と思えるレッスン

首尾一貫感覚で心に余裕をつくる

舟木彩乃

Discover

はじめに

働いているとしんどいことや、不安になること、落ち込むこと、自分が嫌になることと、イライラすることは少なくありません。

本書を手にとってくださったあなたも、仕事でミスをして凹んでいたり、大きな変化に戸惑っていたり、職場の人間関係でうまくいかないことがあったり、上司や部下との関係で悩んでいたりすることがあるのではないでしょうか。

もしかしたら、ストレスフルな状況に心が少し弱っているかもしれません。

しかし一方で、自分と似たような状況でありながら、生き生きと明るく働いている人もいます。ストレスのある状況でも、心を健やかに保ちながら働いている人と、そうでない人がいるのです。

いったい、その違いは何でしょうか。

その違いのひとつとして、この本では、

「首尾一貫感覚」

をご紹介したいと思います。

首尾一貫感覚とは何でしょうか。

首尾一貫感覚とは、
「ストレスが高い状況にあっても、それにうまく対処して、心の健やかさを保てる力」
といわれています。

そのため、首尾一貫感覚は、**別名「ストレス対処力」**とよばれています。

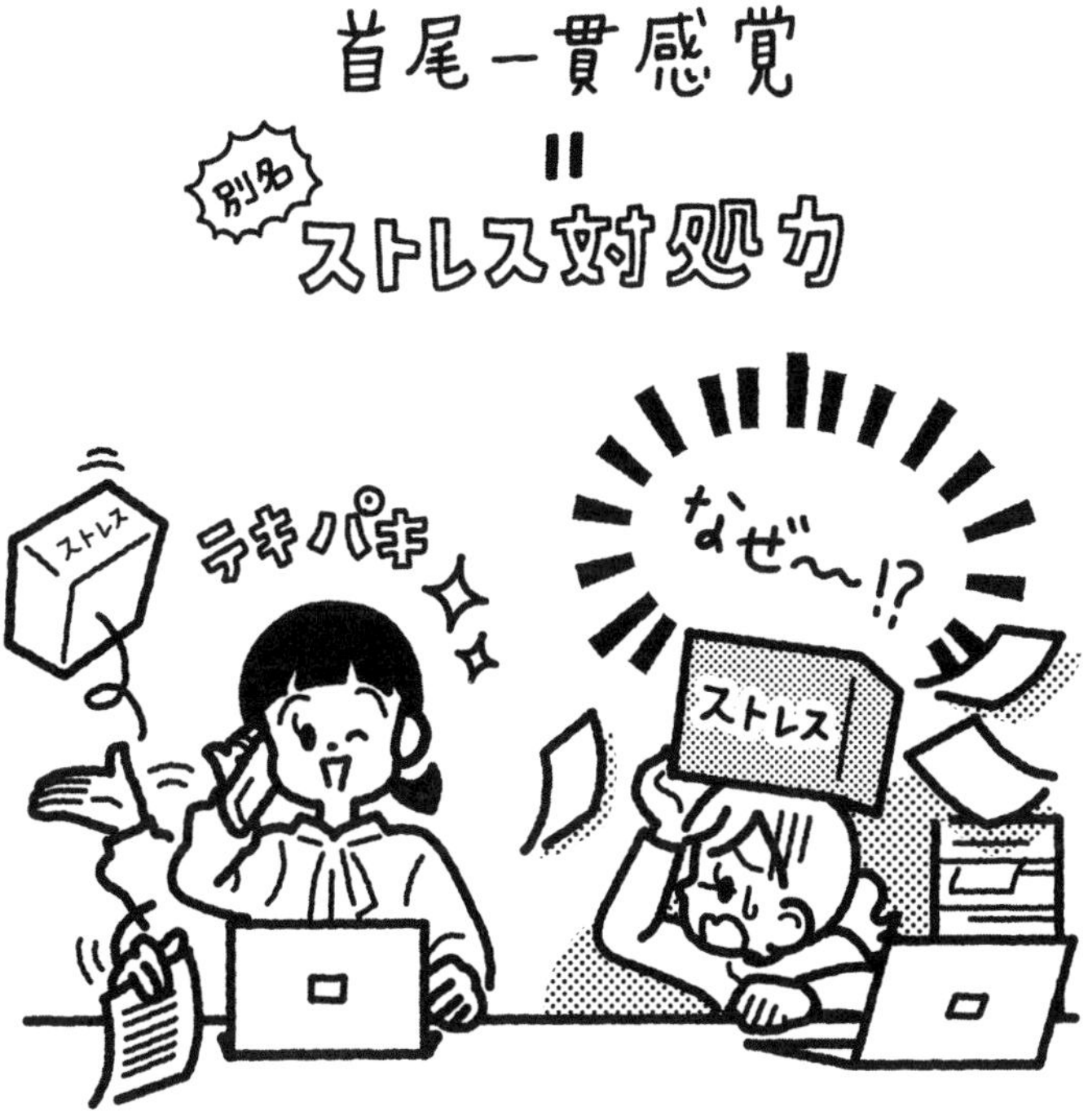
首尾一貫感覚
＝
別名
ストレス対処力
ストレス
テキパキ
なぜ〜!?
ストレス

専門書などで説明されている首尾一貫感覚の定義は次のようなものです。
少し難しい言葉もありますが、とても大事な考え方なのでご紹介しますね。

「（首尾一貫感覚とは）ストレスフルな出来事・状況に晒《さら》されながらも、それに対し、その人の内外にある資源を上手に動員し（中略）糧《かて》にさえ変えて、健康で元気に明るくいきいきと生きていくことを可能にする力、またはその源である。一言で言えば『健康に生きる力』である」（『健康生成力ＳＯＣと人生・社会』山崎喜比古監修・戸ヶ里泰典編／有信堂高文社）

この専門書の引用にあるように、首尾一貫感覚は、「**健康に生きる力**」といわれることもあります。

そう、**首尾一貫感覚とは、シンプルにいうと、「大変な仕事、しんどい人間関係、ストレスフルな出来事があっても、明るく健康に生きる力」なのです。**

この首尾一貫感覚を提唱したのは、医療社会学者のアーロン・アントノフスキー博士です。

1970年代、アントノフスキー博士は、「第2次世界大戦中にナチスドイツのユダヤ人強制収容所に収容された経験をもちつつも、その後も更年期を経てなお健康を保っていた女性たち」について研究しました。

そして、過酷な経験をしたにもかかわらず「健康を保っていた女性たち」にどういった「考え方」や「価値観」があったかを分析し、そこから導き出されたのが「首尾一貫感覚」だったのです。

非常にストレスフルな環境を生き抜き健康を保てた人たちがもっていた考え方や価値観は、ストレス社会を生き抜くうえで大きなヒントになります。そのためメンタルヘルスや公衆衛生などの分野で研究が進められてきましたが、近年では、教育や看護など多方面の分野で注目されるようになってきました。

私がこの首尾一貫感覚を知ったのは、社会人として働きながら大学院に入り、修士課程で学んでいるときでした。研究内容は、「国会議員秘書のストレス状況」について調査し、そのストレスの緩和・予防方法はないかを考察することでした。

実は私自身、議員事務所で働いていたことがあります。

その経験から「議員事務所はブラック職場」「議員秘書という職業はストレスフルな仕事」と感じることが多くありました。

国会議員秘書は、議員の考え方しだいで、仕事内容がまったく変わったり、失職したりする可能性があるため、「国会議員に対して非常に気を遣う」という話をよくきいたものです。

秘書の入れ替わりが激しいところも多く、「あれ？　あの秘書さんは？」ときくと、連絡がとれなくなった、失踪した、うつ病になった、突然解雇されたなど、民間企業であれば大問題になるような話も少なくありませんでした。

また、労働基準法の適用外とされ、長時間労働を強いられているのに残業代が支払われないこともあります。

私の研究でストレスチェックテストを受けてもらったところ、高ストレス者の割合が他の職種の2倍以上ありました。

しかし、議員しだいで変わる仕事内容、不安定な雇用、対人関係の厳しさというストレスフルな状況でも、生き生きと働いている議員秘書もいました。彼らは一体どういう人たちなのだろうと興味をもって研究するなかで、首尾一貫感覚という概念と巡り会ったのです。

ストレスフルな状況でも心の健康を失わずに、その状況すら糧にして精力的に働いている秘書たちに、「首尾一貫感覚が高いな」と感心することも多くありました。

この首尾一貫感覚ですが、次の3つの感覚からなっています。

①把握可能感（だいたいわかった）

自分の置かれている状況や今後の展開を把握できている、あるいは、ある程度予測できると思うこと。自分の身に起きていることは「おおよそ想定の範囲内」「だいたいわかった」と思える感覚です。

②処理可能感（なんとかなる）

自分にふりかかるストレスや障害にも対処できると思うこと。自分のもつ「資源」（人間関係やお金、知力、権力）を活用することで「なんとかなる」と思うことのできる感覚です。

③有意味感（どんなことにも意味がある）

自分の人生や自分自身に起こることにはすべて意味があると思うこと。目の前に大きな困難があっても、「これを乗り越えたら、私は成長できる」と意味あるものととらえ、「どんなことにも意味がある」と感じられる感覚です。

私は、首尾一貫感覚を知って以来、それをとても有用なものであると感じ、カウンセリングにも活用してきました。

その経験から、悩みを抱えて私たちのような心理職に相談にくる人たちのなかで、最も不足しているのは、「処理可能感」だと感じています。

つまり「なんとかなる」と思える力です。

首尾一貫感覚の3つの感覚のなかで処理可能感が低い状態なのです。
したがって、**少しストレスに弱いタイプであったり、ストレスフルな環境でメンタルが少し弱くなってしまっている状態の人たちは、処理可能感を高めることがいいのではないかと思っています。**

では、処理可能感を高め、「なんとかなる」と思えるようになるにはどうしたらいいでしょうか。

いろいろなやり方はありますが、第一に「なんとかなる」と思えるようになるために大切とされているのが、「**なんとかなった経験**」、**つまり「成功体験」**です。いわば、「**なんとかなった経験があるからこそ、次もなんとかなると思える**」のです。
したがって、「うまくいった」「なんとかなった」と思えるような成功経験を積むほど、「なんとかなる」と思える力が高まっていきます。

また、「**考え方**」**や**「**価値観**」「**もののとらえ方**」なども大切です。いろいろな体験や出来事をポジティブにとらえ、悪い出来事があったとしても糧にして学べる人は、

「なんとかなる」と思える力を伸ばせる人だと思います。

たとえうまくいく要素が5割、うまくいかない要素が5割であっても、うまくいかない要素ばかりにフォーカスしていたら、「なんとかなる」とは思えないものです。うまくいく要素にフォーカスして「なんとかするぞ」と取り組む人のほうが、「なんとかなる」と思える力の強い人です。

見通しが立つこと、状況が理解できていることなど、把握する力（把握可能感）も「なんとかなる」と思えるかどうかに影響します。

例えば、地図も持たされず、ゴールまであとどれくらいかかるかもわからない状況で歩かされ続けたら、「しんどい。もうダメ」と途方に暮れますよね。

でも、地図を持ち、ゴールまであと3分の1の地点だとわかれば、「ゴールまで行けそう」「なんとかなる」と思えます。

ある程度、今置かれている状況がわかったり、先が読めたりすると「なんとかなる」と思えるものです。

そして、「なんとかなる」と思えるために、私がとても重要だと考えるのは、「**人間関係**」「**人に頼る力**」です。

処理可能感は、「自分やまわりを巻き込みながら乗り切れる」といったような感覚でもあります。よって「なんとかなる」と思うためには、誰かの助けを借りながらでもOKで、自分ひとりでがんばらなくても大丈夫なのです。

詳しくは本文に書きますが、人間関係や知力、お金、権力などの、自分のもっている「資源」を活用しながら「なんとかなる」と思えればいいのです。

先が見えなくて、不安で、つらくて、「もうダメ……」という状況でも、「助けて」と言える人がいたり、頼りになる人たちと一緒なら、どうでしょうか。

「いざとなれば、この人たちが助けてくれる」と思えれば、「なんとかなる」と思えるのではないでしょうか。

こうした「**人間関係**」「**人に頼る力**」も「**なんとかなる」と思えるためには大切な**のです。

このように、「なんとかなる」と思えるようになる方法は、たくさんあります。

自分の行動や考え方、もののとらえ方、他者との向き合い方・かかわり方などを変えていくことで、少しずつ「なんとかなる」と思える力は高まるのです。

本書は、苦しい環境やつらい出来事、先の見通せない状態など、ストレスが高い状況にあっても、それにうまく対処し、心の健やかさを保てる力である首尾一貫感覚を、わかりやすく伝える入門書です。

加えて、首尾一貫感覚の高め方、なかでも処理可能感の高め方を中心に書いています。「なんとかなる」と思える力の高め方です。

その具体的な方法ですが、私のカウンセラー経験に基づいてなるべく取り組みやすいものをご紹介しています。そんなに難しいことはありません。できそうなものから、少しずつでいいので試してみてくださいね。

私は、カウンセラーとして、これまでに延べ1万人以上の人の相談にのってきました。カウンセリングの対象者は社会人が中心ですが、社会的な立場や年齢はさまざまです。

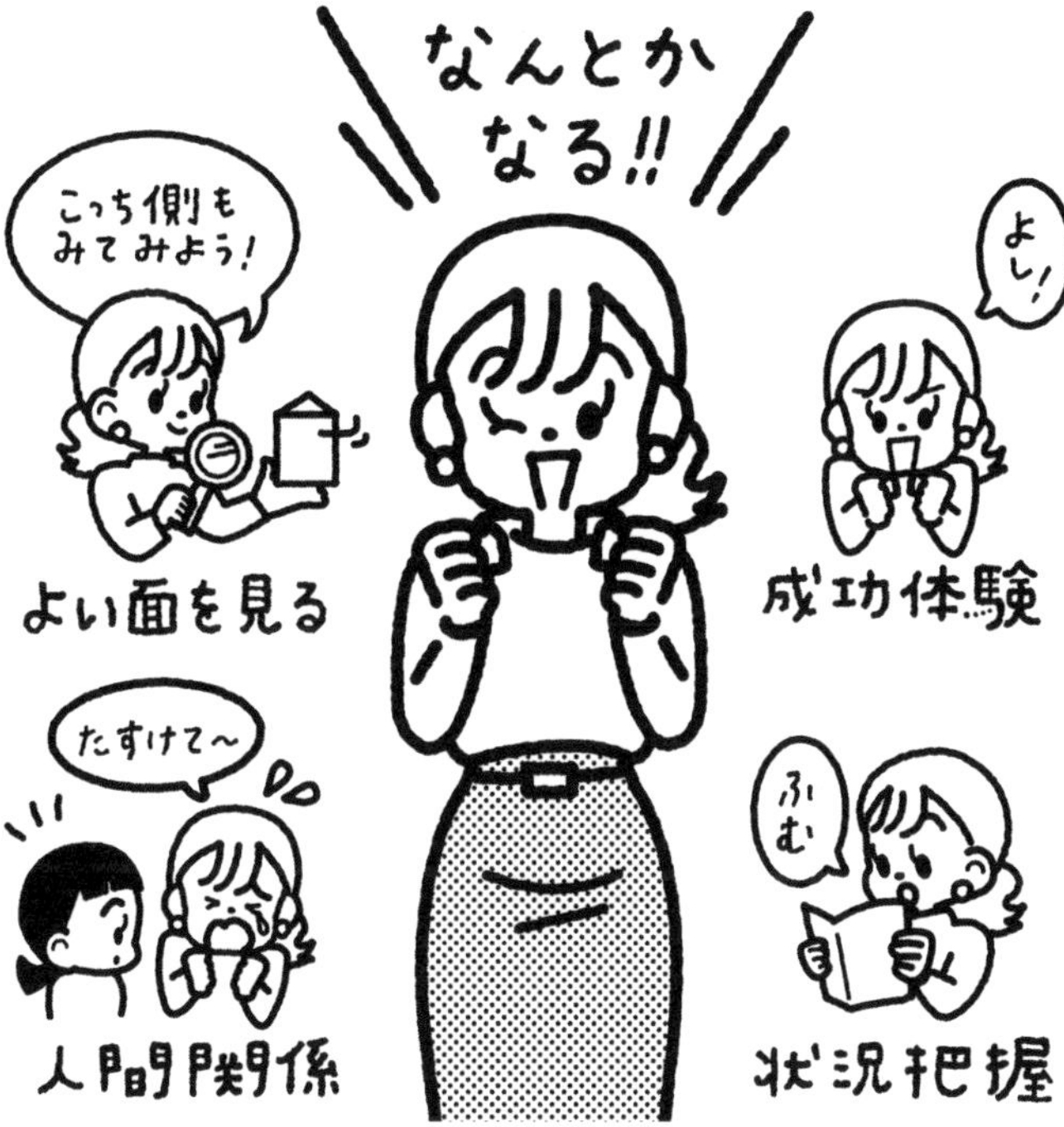

なんとかなる!!
こっち側もみてみよう!
よい面を見る
よし!
成功体験
たすけて～
人間関係
ふむ
状況把握

相談内容も、上司からのプレッシャーや過重労働など仕事の悩みはもちろんのこと、人間関係や将来の不安、ご家庭のことなど多岐にわたっています。

パワハラ上司にあたってしまったり、立場の強いクライアントから無理難題を突き付けられたり、自分とはまったく価値観の違う部下をもたされたり、自分の適性に合わない部署に突然異動させられたり、昇進して大きすぎる仕事をまかされたり、そのようなことは働いていればいくらでも起こります。

もちろん、プライベートでも壁にぶつかります。働きながらの子育て、突然やってくる親の介護、パートナーとの不仲という問題を抱えることもあります。

地震や洪水など、人間の力の及ばない自然災害に遭うこともあります。

人は生きているかぎり壁に直面し、ストレスにさらされ、悩みごとにふりまわされるものです。

本書は、不安なとき、落ち込んだとき、あせっているとき、困難な状況に「もうダメ……」となっているときでも、心に余裕が生まれ、「なんとかなる！」と思えるようになることをめざしています。
どんなことがあっても「なんとかなる！」と思える力、ストレスフルな状況でも健やかな心を保つことができる力を高める一助になればうれしいです。

2023年　9月

ストレスマネジメント専門家・公認心理師
舟木彩乃

contents
もくじ

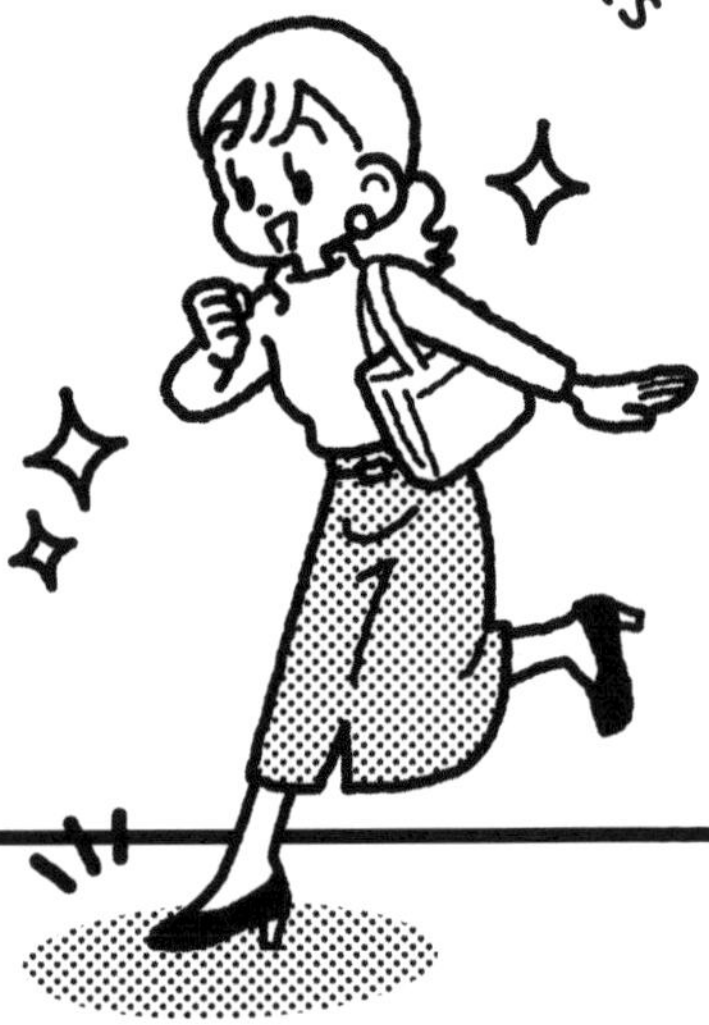

第2章

だいたいわかった

把握可能感を高めるレッスン

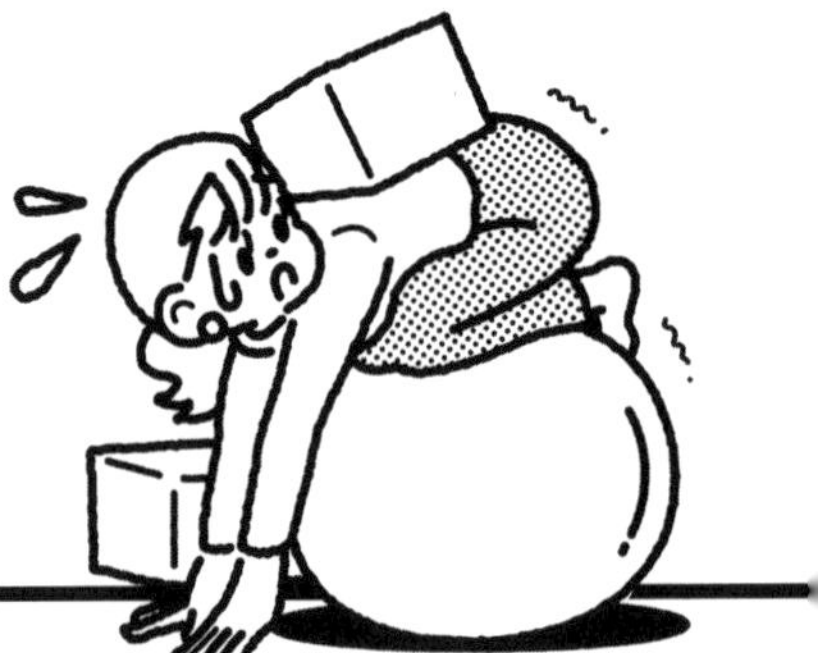

第3章

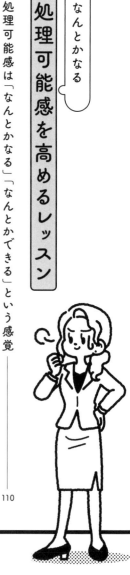

なんとかなる

処理可能感を高めるレッスン

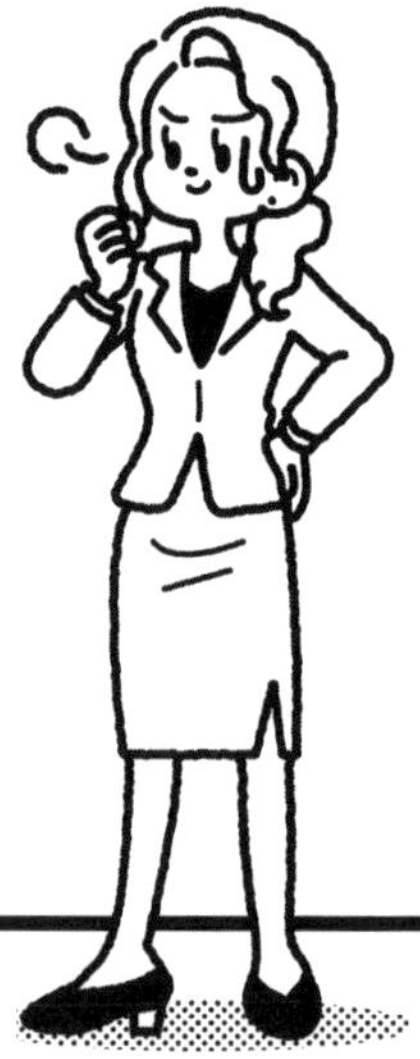

第4章

どんなことにも意味がある

有意味感を高めるレッスン

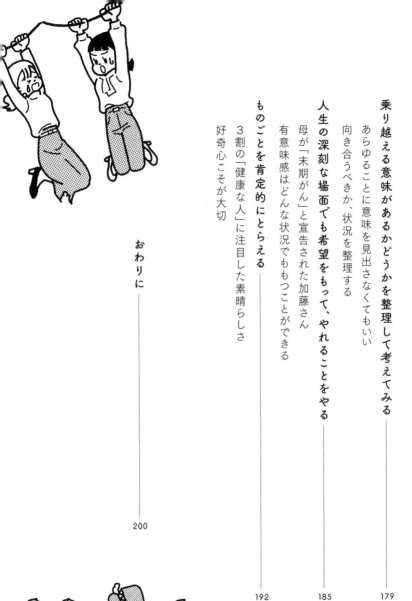

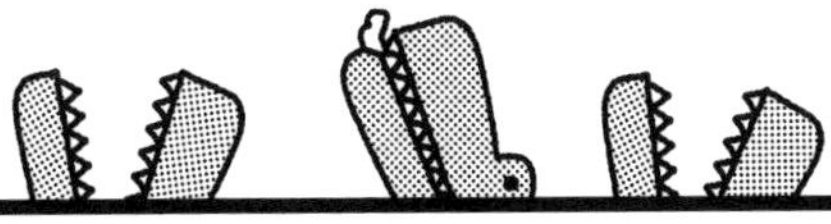

購入者限定特典

本書の2〜4章にある
書き込み用のワークシートが
下記コードよりダウンロードできます。
ぜひ、プリントアウトして
ご活用くださいませ。

https://d21.co.jp/special/nantokanaru/

ID　：discover2991
PASS　：nantokanaru

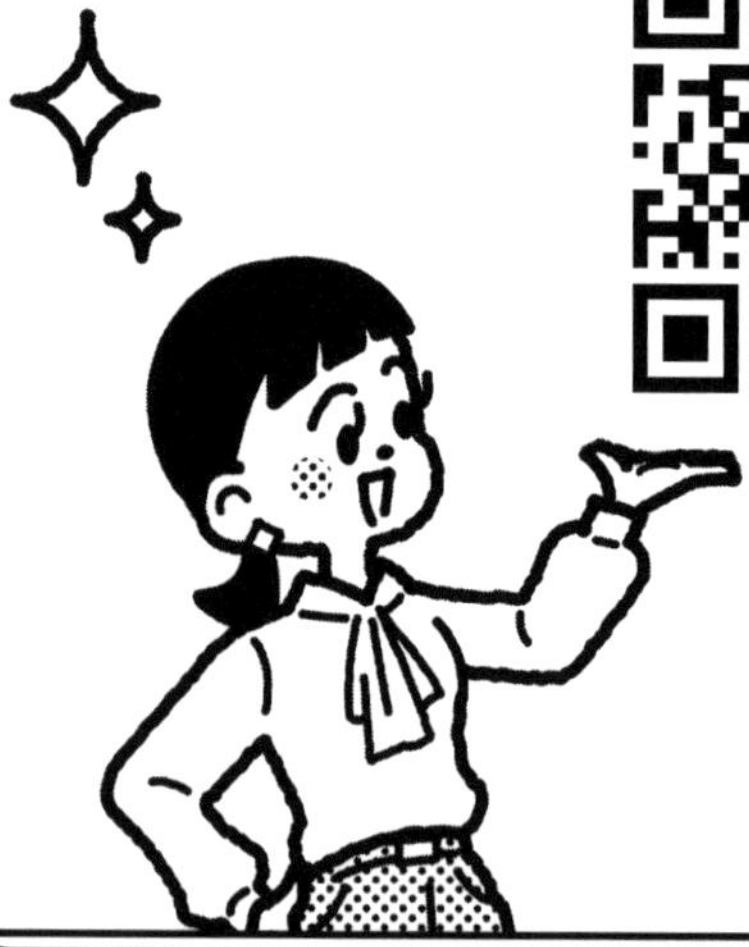

第1章

ストレスにつぶされないために

首尾一貫感覚とは、ストレスにうまく対処する力

人生はストレスの連続

働いていると、いろいろなことがあります。

・職場の人間関係が悪く、気をつかうことが多くてつらい
・上司の言うことがコロコロ変わってふりまわされる。もうイヤ
・やることがいっぱいで残業続き。仕事に追われる毎日に疲れた
・部署が異動になってから、仕事がつまらない。この先が不安
・昇進したものの、部下のマネジメントや売上目標のノルマがきつい

こうした状況や環境にストレスを抱え込む人も多いのではないでしょうか。

仕事をするうえで、ストレスとなることはたくさんあります。

「ストレスなんて何もない」なんていう人のほうが圧倒的に少ないでしょう。

隣の人の雑談している声がうるさい、上司の書類チェックが細かすぎるといった日々のちょっとしたストレスから、「職場の人間関係が殺伐としていてつらい」「会社から責任の重い仕事をまかされ、休みがとれない」といった大きなストレスまで、私たちの仕事はストレスの連続といっても過言ではありません。

できれば、こういったストレスにうまく対処して、落ち込みすぎたり、心や体の健康を損なったりすることなく、仕事をしていきたいと思いませんか。

そんなストレスにうまく対処するのに役に立つ力が、この本のテーマである「首尾一貫感覚」です。

長い人生を生き抜くのに役に立つ

首尾一貫感覚とは、もう少し詳しくいうと、**「ストレスフルな出来事を状況に応じ**

て柔軟かつ素早く適切な方法を選択、駆使しながらしなやかに乗り越えることができる力」です。

自分のいる部署がなくなったり、会社が倒産したりするなどの「あーもうダメだ」といった大ピンチは、世の中にいくらでもあります

もちろん仕事以外にもピンチはあります。病気になったり、突然の事故にあったりすることもあるでしょう。あるいは、出産して子育てと仕事の両立に大変な思いをしたり、パートナーとの関係で悩んだり、親の介護で大きな問題を抱えたりすることもありえます。

こうした人生のいろいろな場面で起こる多くのストレスフルな出来事に対して、首尾一貫感覚は、「しなやかに対処する力」「したたかにストレスを糧にする力」をくれるのです。

ましてや人生１００年時代、働く期間も長くなっています。働く期間が長くなったぶんだけ、予期せぬピンチやストレスの大きい出来事にみまわれる確率は増えます。

働く人生をうまく生き抜くためにも、首尾一貫感覚は役に立つといえるでしょう。

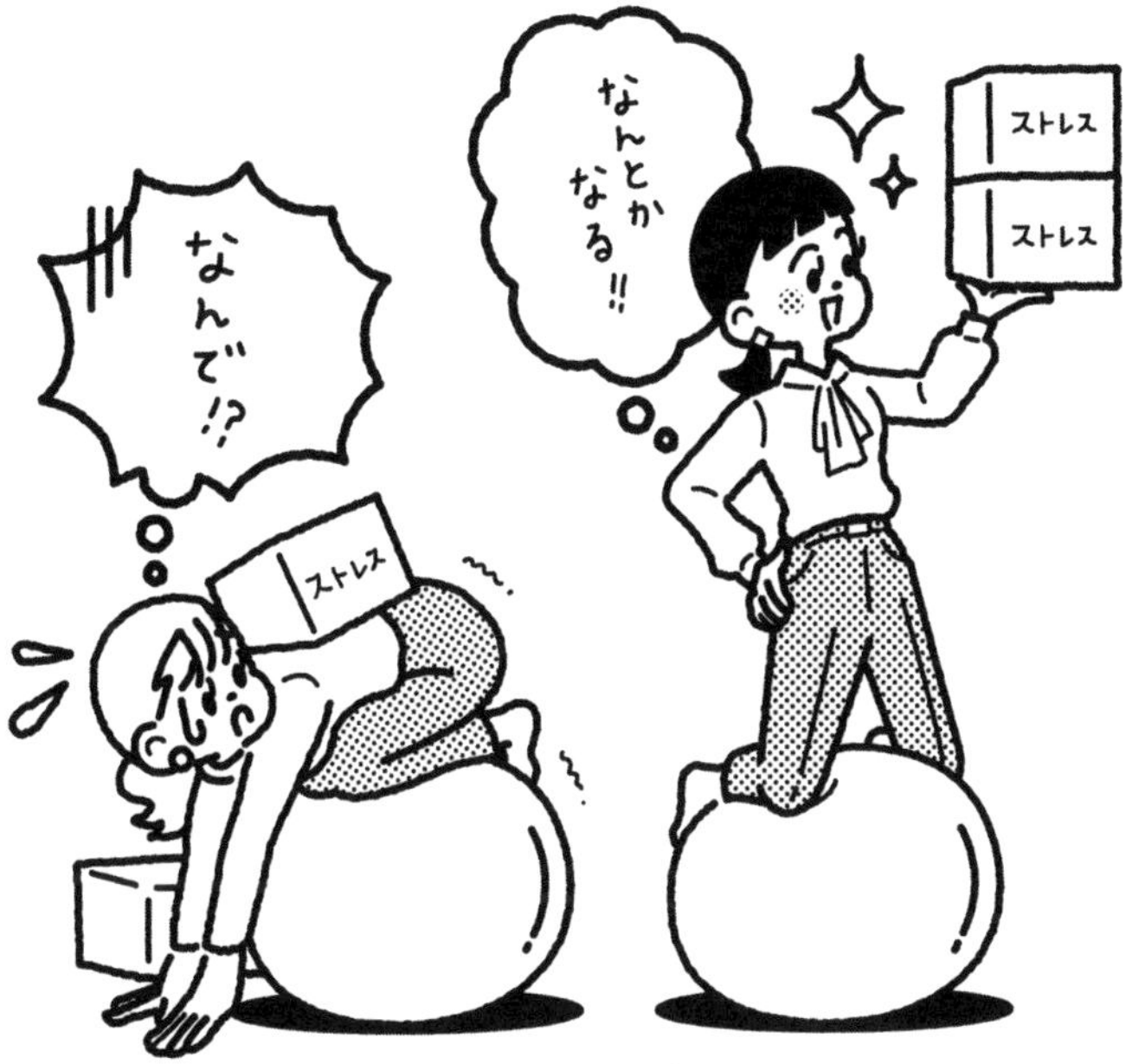

首尾一貫感覚が

低い人　高い人

いい変化にもストレスはつきもの

結婚や転職もストレスが大きい

前項では、ピンチやストレスフルな状況では、首尾一貫感覚が役に立つとお伝えしました。しかし、うれしい出来事や幸せな状況であっても、ストレスになることがあるので、この点には注意が必要です。

アメリカの精神科医トーマス・ホームズらがストレス要因となる人生の出来事をリスト化し点数をつけたものに「ライフイベント・ストレス表」というものがあります（左ページ参照）。

それによると、親しい人の死や病などの悲しい出来事だけでなく、結婚や出産、転職といった好ましい出来事であっても、ストレスが高いとされています。

ライフイベント・ストレス表

順位	出来事	点数
1	配偶者の死	100
2	離婚	73
3	夫婦別居生活	65
4	拘留	63
5	親族の死	63
6	個人のけがや病気	53
7	結婚	50
8	解雇・失業	47
9	夫婦の和解・調停	45
10	退職	45
11	家族の健康上の大きな変化	44
12	妊娠	40
13	性的障害	39
14	新たな家族構成員の増加	39
15	仕事の再調整	39
16	経済状態の大きな変化	38
17	親友の死	37
18	転職	36
19	配偶者との口論の頻度の変化	35
20	1万ドル以上の借金	31
21	担保、貸付金の損失	30
22	仕事上の責任の変化	29
23	息子や娘が家を離れる	29
24	親戚とのトラブル	29
25	個人的な輝かしい成功	28
26	妻の就職や離職	26
27	就学・卒業	26
28	生活条件の変化	25
29	個人的習慣の修正	24
30	上司とのトラブル	23
31	労働条件の変化	20
32	住居の変更	20
33	学校をかわる	20
34	レクリエーションの変化	19
35	教会活動の変化	19
36	社会活動の変化	18
37	1万ドル以下の借金	17
38	睡眠習慣の変化	16
39	団らんする家族の数の変化	15
40	食習慣の変化	15
41	休暇	13
42	クリスマス	12
43	わずかな違法行為	11

※点数は、体験した出来事の心理的な影響力の大きさを表す。点数は概数のため、同じ点数でも順位に差がある

資料出典：小杉正太郎編著『ストレス心理学―個人差のプロセスとコーピング』をもとに作成

いい変化であっても悪い変化であっても、変化にはストレスがつきものなのです。

例えば、念願かなって自分が希望していた花形の部署に行けたとします。

しかし、そこに行っても、職場に慣れたり、その部署の仕事のやり方を覚えたり、希望の仕事につけたからこそ「結果を出さなきゃ」というプレッシャーを感じたり、その新しい仕事なりのストレスがあります。

また、結婚して大好きな人と一緒に住むことになったとします。好きな人と暮らすことになったとしても、楽しい思いもある一方で、やはりお互い別々に暮らしていた者同士、朝起きる時間や食べ物の好み、何かを選択するときの考え方、休日の過ごし方などが自分とは異なり、言葉にしがたいストレスを抱えることもあるでしょう。

人間は慣れたものに安心感を抱く一方で、新しいものには不安や警戒心を抱きます。慣れるまではある程度のストレスを感じるのです。

技術の発展により、変化の激しい時代に

長い人生、いいものであれ、悪いものであれ、変化のない人生はありません。

新しいチャレンジやいい変化に対して起こるストレスにうまく対処するためにも、首尾一貫感覚は役立つのです。

ＡＩ（人工知能）などに代表されるように、技術は目覚ましく発展しています。新しいとされていた技術が、10年後にはまったく別の新しい技術にとって代わられることもあります。

ビジネスの世界もそれに連動して変化し、私たちの働き方も日々変化を迫られています。私たちは、とても変化の激しい時代を生きているのです。

現代の激しい変化に伴うストレスに対処するためにも、首尾一貫感覚はとても重要なものだと私は感じています。

首尾一貫感覚を知ろう

首尾一貫感覚は3つの感覚からなる

「首尾一貫感覚」とはどのような感覚でしょうか。

はじめにでも簡単にふれましたが、ここであらためてご説明しましょう。

首尾一貫感覚とは、強いストレスがある状況でも困難を乗り越え、心身の健康を保つことのできる力です。そのため、別名「ストレス対処力」ともいわれているのは、先ほどもお伝えしたとおりです。

首尾一貫感覚は、人生でふりかかるストレスやアクシデントから自分を守り、対処できる力であるだけでなく、そうしたストレスやアクシデントさえも、自分の成長や人生の糧に変えることができる力でもあります。

首尾一貫感覚は、英語で「Sense of Coherence /SOC」といいます。「Coherence」は、日本語に直訳すると「首尾一貫」です。「首尾一貫」というと少し硬い感じがしますが、「Coherence」には、「首尾一貫」のほかに「統一性」「全体感」という訳もあり、「筋道が通っている」「全体として辻褄が合っている」という意味にとらえていただいてOKです。

首尾一貫感覚をもう少し詳しくお伝えすると、

「極限のストレスを経験し、過酷な状況に直面したとしても、それを成長の糧にさえするなどして、自分の人生を全体として辻褄が合ったものにできる、つまりいいことや悪いこと、さまざまな出来事があったとしても、全体として腑《ふ》に落ちると思える人生にすることのできる感覚」

となります。

そして、この首尾一貫感覚は3つの要素（感覚）からなっています。

ここでは簡単に次のようにまとめます。

■把握可能感（だいたいわかった）――自分の置かれている状況や今後の展開をある程度、把握できると思うこと
■処理可能感（なんとかなる）――自分にふりかかるストレスや障害にも対処できると思うこと
■有意味感（どんなことにも意味がある）――自分の人生や自分自身に起こることにはすべて意味があると思うこと

一つひとつ説明していきましょう。

把握可能感とは？

まず「把握可能感」です。

把握可能感は、自分の今いる環境がどのような状況にあるのか、今後どのようになるのかについて、ある程度理解できている、納得のいく説明がつけられるという感覚です。

「おおよそ想定の範囲内」「だいたいわかった」と思える感覚です。

例えば、接客業の人が、お客様に突然怒鳴られたとします。「なんで怒鳴られたのかわからない」と戸惑う人は、落ち込んだり、不安になったりします。

一方、「世の中には、自分の想像のつかない変わった人もいる」と状況を把握できる人や、「接客業をしていれば、お客様に怒鳴られることもある。まあたいしたことにならないだろう」とある程度予測できる人は、あまり落ち込まず、悩まないのではないでしょうか。

こうした、「想定内」「予測がつく」「こんなもんだろう」「だいたいわかった」と思える感覚が把握可能感になります。

この把握可能感は、**ルールや規律、価値観、責任の所在などが明確な環境で経験を重ねることにより育まれる**とされています。

職場で言えば、就業規則や人事評価がきちんと整備されていて、「この仕事をここまでしたら評価される」「評価ポイントは3つあって、8割達成したら昇給する」というような見通しがつきやすい環境のことです。

つまり「把握がしやすい環境」といえます。

そのようなある程度把握しやすく、予測が可能な世界で、一貫性のある経験を繰り返すことで育まれるのが、把握可能感です。

処理可能感とは？

次に「処理可能感」です。

処理可能感は、自分にふりかかるストレスや障害を、〝資源〟を活用することで「対処できる」「なんとかなる」と思うことのできる感覚です。この「資源」には、人脈や知力、お金、権力、地位などがあります。

例えば、仕事で大きなアクシデントにあったときでも、「助けてください」と言える上司がいたり、慰めてくれてアドバイスをくれたりする同僚がいる場合は、「なんとかなる」と思えるものです。こうした人間関係・人脈が「資源」にあたります。

また「知力」も大きな資源です。仕事でアクシデントがあり法的な問題が生じかねない場面では、法律の知識がある人とない人とでは「なんとなかる」と思える感覚に差が出るでしょう。

人に聞いたり本を読んだりして「学ぶ」ことで、困難を乗り越えられることもあります。

お金も「資源」のひとつです。突然、勤めている会社が倒産して職を失った場合、貯金が0円の場合は「どうしよう！」とパニックになりますが、1千万円の貯金があったとしたら、「しかたない。よし、自分に合う会社を見つけよう」と余裕をもてるのではないでしょうか。

この処理可能感は、**大きすぎず小さすぎず、バランスがとれた適度な課題を与えられクリアしていくことで得られる「成功体験」により高められる**とされています。

人脈や知力、お金などの資源を活用して、目の前の困難や課題をクリアしたことで身につくのが処理可能感なのです。

有意味感とは？

最後は**「有意味感」**です。

これは、**「自分の身に起こるどんな出来事にも意味がある」と思える感覚**、確信になります。

例えば、仕事量も多く、きつい仕事をしているときに、「なんの意味があるのか」と思っている人と、「これはお客様のためになる意味のある仕事だ」と思っている人とでは、仕事への取り組み方や心のありように大きな違いが出てきます。

あるいは、大きなピンチが起きたときに、「これを乗り越えたら、私は成長できる」と、それを「意味のあるもの」と思うことができれば、乗り越える力がわいてくるはずです。

「神様は乗り越えられる試練しか与えない」とはよく言われる言葉ですが、これに近いイメージかもしれません。

目の前の試練には「意味がある」と確信する。この確信こそが、有意味感といっていいでしょう。

この有意味感は、**好ましい結果が得られたことに自分自身も参加・参与したという人生経験**を通して高められるとされています。

「好ましい結果」とは、例えば、「職場でプレゼンがうまくいって大きな案件を受注

首尾一貫感覚は、3つの感覚からなっている

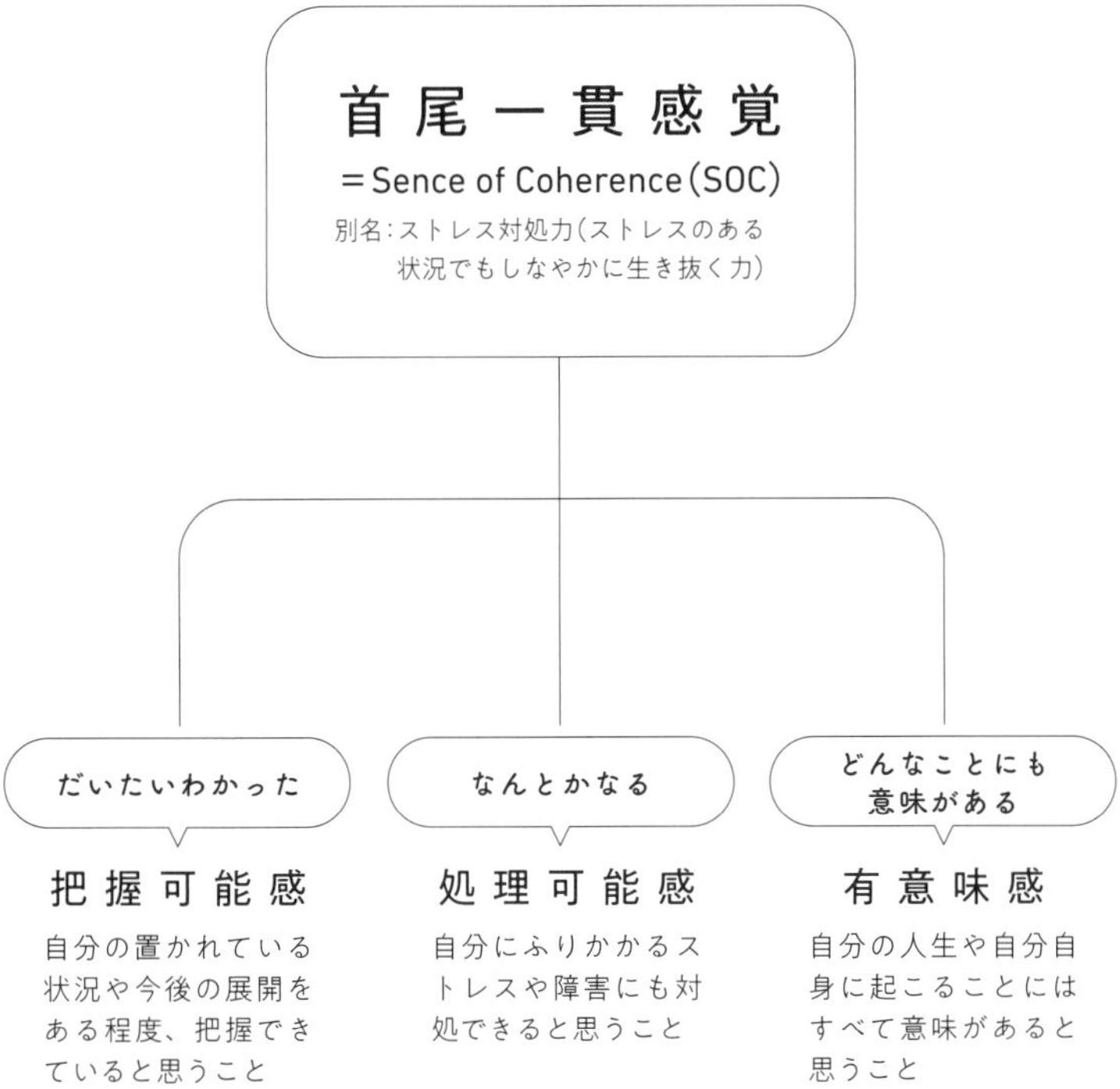

首尾一貫感覚
＝Sence of Coherence（SOC）
別名：ストレス対処力（ストレスのある状況でもしなやかに生き抜く力）
だいたいわかった
把握可能感
自分の置かれている状況や今後の展開をある程度、把握できていると思うこと
なんとかなる
処理可能感
自分にふりかかるストレスや障害にも対処できると思うこと
どんなことにも意味がある
有意味感
自分の人生や自分自身に起こることにはすべて意味があると思うこと

した」などのよい結果です。

その結果に対して、「プレゼンに自分の意見が採用された」「プレゼンの資料を作った」、あるいは「プレゼンで発表を担当した」など、人それぞれの役割ごとに「役に立った」という経験をもてれば、「有意味感」が高まっていくとされています。

つまり、プレゼンの成功に貢献したという経験のなかで、「私のいる意味があった」「私もお役に立てた」と思える経験といえばいいでしょうか。

こうした人生経験を通して培われるのが「有意味感」だといわれています。

3つの感覚はお互いに補完し合う

首尾一貫感覚を構成する3つの感覚は、それぞれが別々にあるわけではなく、お互いを補完し合うようにつながっています。

アクシデントがあったり、つらい出来事があったりしても、「今、起きている出来事をだいたい理解できている、この先何が起きるか、ある程度予測がつく」と把握可能感をもつことができていれば、「(把握できている範囲で)なんとかなるだろう」という「処理可能感」をもつことができます。

「処理可能感」は、人脈や知力、お金、権力、地位など困難を乗り越えるための「資源」を活用することでもつことのできる感覚ですが、こうした「資源」を実際に活用することで、現状を把握したり、今後の展開を予測することができ、「把握可能感」を高めることもできます。

その一方で、「自分自身に起こる出来事はどんなことでも意味がある」という「有意味感」をもつことができれば、「この経験は、私の人生にとって大きな意味があるものになるだろう。だからなんとかしよう」といった「処理可能感」をもつことにつながります。

例えば、重要な取引先を担当することになってストレスフルな状況で働いているとしても、「取引先の要求は大変だが筋は通っている。大変でも、この取引先の担当は1年間なので、何年も続くわけではない」と、ある程度現状や今後の成り行きを把握できれば（把握可能感）、「まあなんとかなるだろう」と思えるようになり（処理可能感）、少しは心に余裕がもてます。

そして、「1年間この取引先を担当できれば、営業職として成長もできる」と意味を感じられれば（有意味感）、「あの取引先が納得できるような提案ができるように勉強しよう」と、把握可能感を高める行動に出ることができます。また「前任者である先輩にきいてみよう」と人脈を活用して「なんとかなるだろう」という気持ちにつなげることができます（処理可能感）。

このように**首尾一貫感覚を構成する3つの感覚は、お互いにつながっていて影響し合っているものなのです。**

3つの感覚はお互いを補完し合うように、つながっている

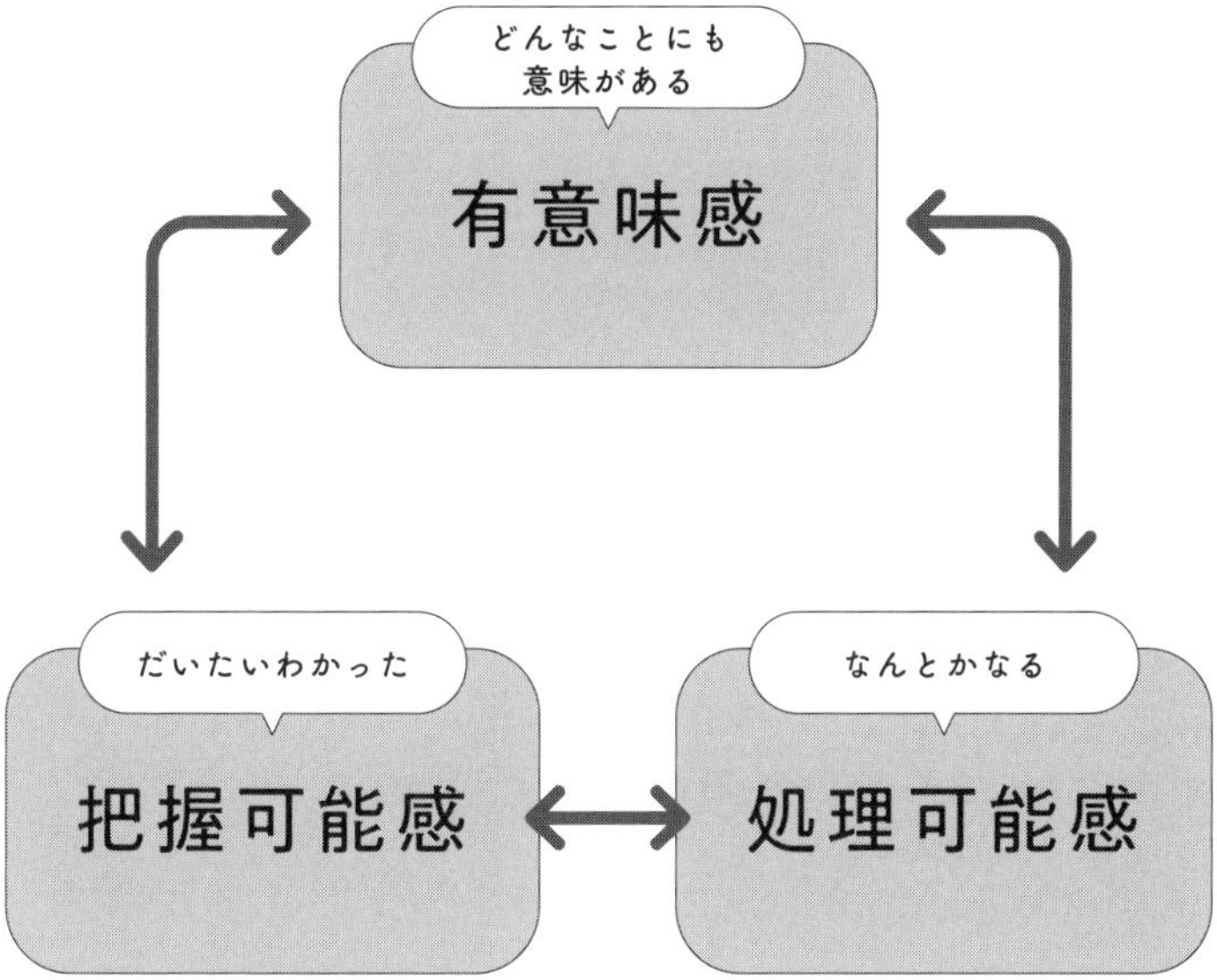

首尾一貫感覚の高い人、低い人の違い

「つらい。どうしたらいいかわからない」状況

首尾一貫感覚の3つの感覚が具体的にどういうものなのかを、さらにつかんでいただくために、実際のエピソードでご説明していきましょう。

首尾一貫感覚を理解するのは難しい……と思った人もいらっしゃるかもしれません。しかし、「首尾一貫感覚」は、その名称からもわかるように、あくまでも〝感覚〟なので、〝なんとなく〟あるいは〝感覚的に〟とらえていただければ十分です。

私のところに相談にきた松本さん（仮名／30代女性）の事例をご紹介します。

松本さんは、入社して以来ずっと同じ部署にいましたが、別の部署に異動になって

問題にぶつかりました。仕事の内容は大きく変わらなかったのですが、新しい上司や同僚との人間関係や部署の雰囲気が自分に合わなかったのです。

具体的には、上司の指示がわかりにくく、聞き直したりすると機嫌悪く対応されることがストレスだったようです。また、殺伐とした雰囲気の部署で、仕事以外の話ができる同僚もいませんでした。

松本さんは、この部署で働き続けることは難しいと思い、今後どうしたらいいかわからなくなったため相談にきたのです。

そのときの松本さんの考え方やとらえ方を首尾一貫感覚の3つの感覚で掘り下げていくと、次のように整理できました。

〈松本さんの3つの感覚の状況〉

把握可能感：今のつらい状態で働き続けるのは難しいと思うけれど、今後、どうしたらいいかわからない

処理可能感：上司も同僚も頼りにできず、なんとかなるとは思えない

有意味感　：この問題を乗り越えることに意義を見出せない

＊＊＊＊＊＊＊

どんな人でも、職場環境が変われば相応のストレスを感じるものです。松本さんのように考えてしまうのは、しかたがないのかもしれません。

首尾一貫感覚が高い人なら、どう考える？

一方で、松本さんと同じような状況に遭遇した場合、首尾一貫感覚の高い人はどのように考えるでしょうか。

〈3つの感覚が高い人〉

把握可能感：今は部署を異動したばかりだから大変なだけで、少しずつ慣れてくれば変わるだろう。この部署の会社の中での役割や評価を確認してみれば、少しは状況が変わるかも

処理可能感：今までもピンチを乗り越えてきたし、今回もなんとかなるだろう。と

りあえず上司のことは、前の部署の先輩に相談してみよう。あるいは友人を誘って飲みに行って息抜きをしつつ、どうにかなると思って仕事をしていれば、そのうち話せる人もできて、ちょっとずつ職場にもなじめるだろう

有意味感：今の状況を乗り越えることで自分は成長することができる

＊＊＊＊＊＊＊＊

いかがでしょうか。

両者には大きな違いがあると思いませんか。

まず、首尾一貫感覚の高い人は、「今は慣れていないだけ」と自分の状況を俯瞰《ふかん》的に見ることができています。また、どのようなルールや評価で動いているのかを探ることで今後の展開を見通そうとしています（**把握可能感**）。

そして、これまでの経験から、「今回も時間はかかるけどなんとかなるだろう」と思えています。「前の部署の先輩に聞く」と人脈を活用することもできています。

加えて、息抜きをしたり、アドバイスをもらえたりする友人もいます。こうした人脈や経験があることで「なんとかなる」と思えています（**処理可能感**）。

また、この経験はつらいし、嫌なことも多いけれど、乗り越えれば「自分は成長することができる」と、意味のある経験としてとらえられています（**有意味感**）。

このように、首尾一貫感覚の高い人とそうでない人とでは、同じ状況にありながら、まったく違う精神状態です。

「つらい。どうしたらいいかわからない」と落ち込む人もいれば、「今はちょっとつらいけど、なんとかなる」と前向きにとらえられる人もいるのです。

「なんとかなる」と思える力をつけよう

「有意味感」がベースになる

私は、3つの感覚のなかでも「有意味感」が首尾一貫感覚のベースとなる感覚だと思っています。

例えば人は、強制収容所や戦争を体験したり、東日本大震災のような想定外の大きな災害にあったりすると、予想のつかない未来に大きな不安を覚えます。これは、高い把握可能感をもちにくい状況だからです。

また、見通しの立たない状況のなかで、自分の存在がちっぽけなものに感じて「なんとかなる」と思えなくなる人も少なくありません。処理可能感が低い状態です。

しかし、そのような状態でも、目の前の想定外の困難を「意味があるもの」ととらえ有意味感をもつことができれば、前向きに考えることができたりします。

そこからモチベーションが高まり、「なんとかしよう」「なんとかなる」と考えることができると、処理可能感につながります。さらに、「何ができるか考えてみよう」という把握可能感につながる考え方や行動ができるようになるのです。

このように有意味感をベースにして、把握可能感や処理可能感を高めることができる場合があるのです。

相談にくる人は「処理可能感」が低い

ただ、これまで私は1万人以上のカウンセリングをしてきましたが、**なんらかの悩みを抱えて私たちのような心理職に相談にくる人は、「処理可能感」が低くなっている場合が多いと感じます**。

そのため、少しストレスに弱いタイプであったり、メンタルが少し弱っている状態の人たちは、処理可能感を高めることがいいのではないかと思っています。

処理可能感、つまり、つらいことが起きても「自分なら大丈夫。なんとかなる」「私なら乗り越えられる」と思える感覚です。

シンプルにいうと、**「なんとかなる」と思える力**です。

「私なんか無理……」「私にはできない」と否定することなく、「なんとかなる」「私ならなんとかできるでしょう」と自分を信じる力です。

この「なんとかなる」と思える力、処理可能感を高めることが、ストレスに弱いタイプの人、ストレスフルな状況でメンタルが弱っている人には大切なのです。

「なんとかなる」と思えるようになるにはいろいろな方法がありますし、自分ひとりだけでがんばらなくても大丈夫です。

先ほどもお伝えしたように、「資源（人脈や知力、お金、権力、地位）」を活用しながら「なんとかなる」と思えればいいのです。

処理可能感は、「自分やまわりを巻き込みながら乗り切れる」といったような感覚なのです。

また、把握可能感を高めることも処理可能感を高めるのに、とても有効とされています。

なぜなら、人は、未知のものや得体のしれないものに、漠然とした不安を抱きがちだからです。

「何度も経験のある仕事」と、「やったことのない仕事」だったら、どちらが「なんとかなる」と思えるでしょうか。もちろん、「何度も経験のある仕事」でしょう。経験があって「だいたいわかった」と感じられる仕事のほうが、余裕をもって仕事ができますし、「この仕事はなんとかなる」と思いやすいのです。

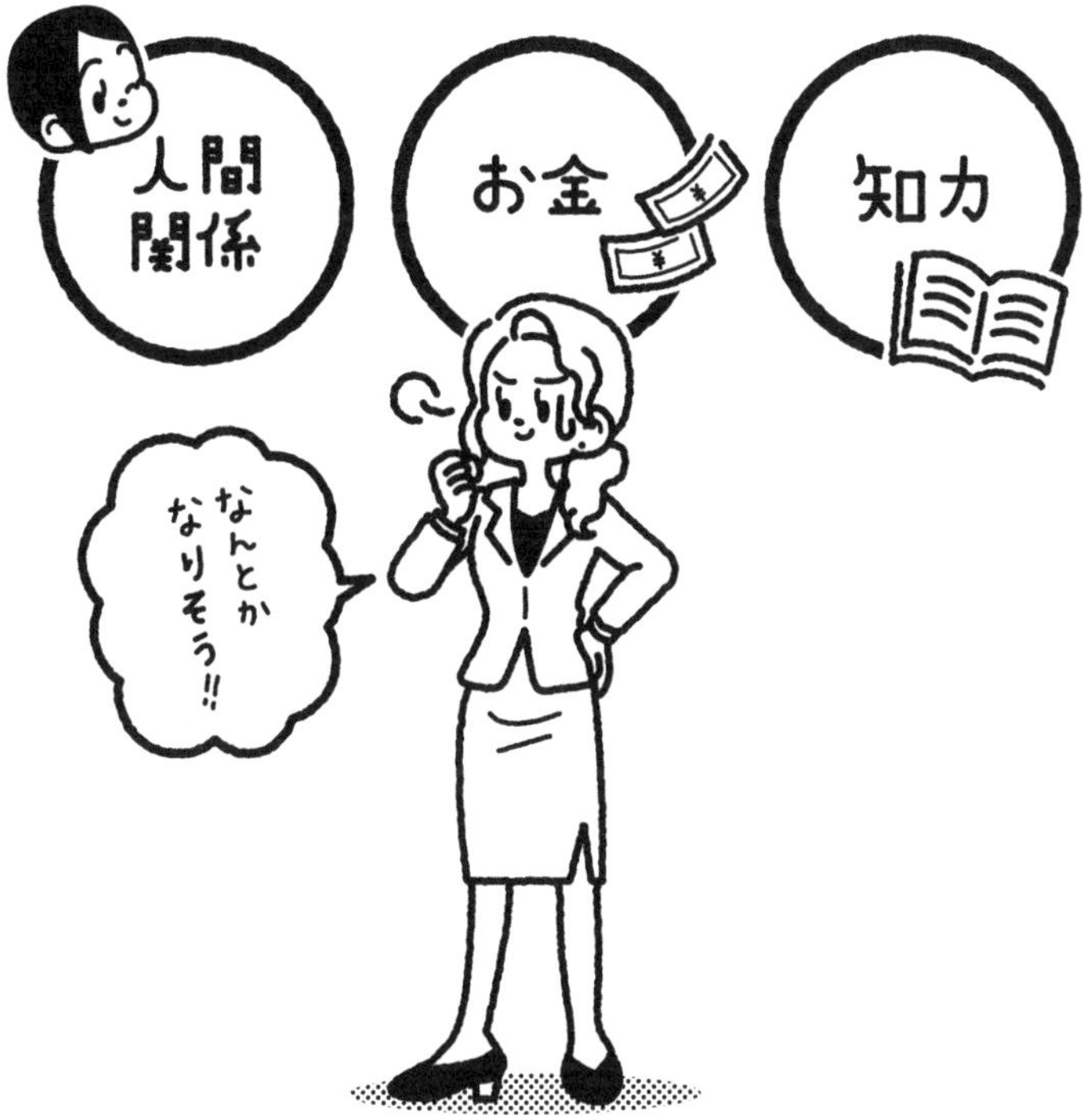
人間関係
お金
知力
なんとかなりそう!!

「なんとかなる」と思える方法はたくさんある

「うまくいかなかった」ことにフォーカスしがち

では、「なんとかなる」と思える力の弱い人、「処理可能感」が低い人とは、どのような人のことでしょうか。

例えば、定時に仕事が一段落して、今日は早めに帰りたいと思ったAさんが帰宅しようと準備していたところ、突然、上司から「これ急ぎで！」と同僚数名とともに仕事をふられたとします。

同僚たちは断りましたが、Aさんだけ断れずに一人で対応しました。しかもAさんは、上司から言われた時間内に終わらせることができなかったため、帰り際、上司に平謝りしたそうです。

上司に急ぎの無理な仕事を頼まれたうえに、一人で対応したのですから、何も終わらないのはAさんのせいではないのに、です。

このように、無理な仕事や無茶な要求をされた場合でも、「それに応えられない自分が悪い」といった態度をとるAさんのような人は、「処理可能感」が低い人といえます。Aさんのなかに、「相手の要求に完璧に応えなければいけない」という思考があるからです。

この完璧主義的な思考がクセになっている人は、相手の要求に〝完璧に応えられなかった〟部分に大きくフォーカスしがちです。そのため、「うまくいった」という成功体験を感じにくいのです。

この「うまくいった体験」は、「前回うまくいったんだから、今回もなんとかなるだろう」という処理可能感の「なんとかなる」感じにつながります。

そのため、「うまくいったこと」より「うまくいかなかったこと」に目が行きやすい人は、「なんとかなる」感覚を育みにくいのです。

結果、ますます「なんとかなる」と思える力が不安定になっていきます。

考え方や人とのかかわり方を変えていく

一方で、「なんとかなる」と思える力が比較的強い人はどうでしょうか。

同じような場面に遭遇したとき、「今日は予定が入っていて難しいです」「その仕事量をその時間内に終えることはできないと思います」などと言って、上司に交渉することができます。完璧主義ではないため、「上司の要求には応えられないこともある」と思っているからです。

あるいは、引き受けて時間オーバーした場合でも、「突然の急ぎの仕事でも、ある程度は終えることができた」と、「できた部分」にフォーカスします。

つまり「処理可能感」の高い人は、完璧主義ではないため、「うまくいった経験」や「できた部分」「なんとかなった出来事」のほうに注目するのです。

処理可能感の高い人、「なんとかなる」と思える力の強い人は、いろいろな出来事を「なんとかなった」という成功体験としてとらえていくため、経験を重ねるごとに「なんとかなる」と思える力が強くなっていくのです。

41ページでもお伝えしたように、首尾一貫感覚のひとつである処理可能感は、適度な負荷のなかで「成功体験」を積むことで育まれるとされています。

その「成功体験」を生み出すもとになるのが、「うまくいった経験」や「できた部分」「なんとかなった出来事」のほうに注目するポジティブな考え方、もののとらえ方といえます。

本書では、こうしたポジティブな考え方、ものの見方ができるようになるコツをお伝えできればと思っています。

さらには、「なんとかなる」と思えるためには、人の力を借りることや、知力やお金、地位などを活用できることも非常に大切です。

「なんとかなる」「自分はなんとかできる」と思えるようになるには、自分ひとりの力でなくてもいいのです。同僚に助けてもらったり、上司の力を借りてもいいのです。あるいはお金を使って解決したり、地位の力を活用して課題を解決してもかまいません。

自分がもっているいろいろな「資源」を活用することで「なんとかなる」と思うことができればいいのです。

ここからは、「なんとかなる」と思えるようになるために、首尾一貫感覚の3つの感覚の基礎知識をご紹介しつつ、考え方やものの見方、他者との向き合い方・かかわり方を変えていく方法や、自分のもっている「資源」（人脈や知力、お金、権力、地位など）を活用していく方法をお伝えしていきます。

第2章

だいたいわかった

把握可能感を高めるレッスン

把握可能感は「だいたいわかった」「想定内」という感覚

首尾一貫感覚を高めるのに大切な人生経験とは

人生のさまざまな場面でやってくるストレスに対して、うまく対応していく力、それが首尾一貫感覚です。

この首尾一貫感覚は、生まれつきの能力（先天的能力）ではなく、育っていく過程で後天的に獲得していく能力です。したがって、自分の努力で後天的に高めることができるとされています。

この第2章からは、**首尾一貫感覚を高めるレッスンをお伝えしていきたい**と思います。

首尾一貫感覚を提唱したアントノフスキー博士は、この感覚を高めるためには、次のようなことが大切だと述べています。

「第一に、共有された価値観やルールや習慣に基づく経験のように一貫性のある、したがって一貫性が感じ取られやすい人生経験、第二に、負荷が過小でも過大でもなく、バランスのとれた、適度な負荷のかかる人生経験、第三に、好ましい結果が得られたことに自分自身も参加・参与したという人生経験である。これらの人生経験が概ね順に、把握可能感、処理可能感、有意味感の形成につながるであろうことは容易に理解できよう」（『ストレス対処力SOC』山崎喜比古・戸ヶ里泰典・坂野純子編／有信堂高文社）

これをもう少しわかりやすく首尾一貫感覚を構成する3つの感覚について具体的に説明すると、次のようになります。

把握可能感：みんながお互い理解している価値観や明文化されたルールに基づく人生

経験、一貫性のある、統一性のある人生経験

例：「ここまでの成果を達成すれば昇格できる」といったような明文化されたルールの下で仕事をする

処理可能感：小さすぎず大きすぎず、バランスのとれた適度な負荷のかかる人生経験

例：少し難易度が高い資格取得など、努力すれば乗り越えられる程度のストレスがかかる挑戦をする

有意味感：よい結果、望ましい結果が得られた出来事に自分自身も参加・参与したという人生経験

例：賞を獲ったチームプロジェクトに自分も参加していた

こうした人生経験を重ねることが、首尾一貫感覚の3つの感覚、把握可能感・処理可能感・有意味感を高めることにつながるのです。

まずは、本章のテーマである「把握可能感」からみていくことにしましょう。

ある程度理解できる、予測がつく感覚

把握可能感（Sense of Comprehensibility）とは、

「自分の身のまわりで起こる出来事は、だいたい『想定の範囲内』のことであると思える感覚、自分の置かれている状況をある程度理解できている、今後の展開をある程度予測できる、その出来事がどのようなものなのかをおおよそ説明できる感覚」

といえます。

シンプルにいえば、**今自分に起こっている出来事について「だいたいわかった」と思える感覚です。「こんなものか」「想定内だな」と思える感覚だと言い換えてもいい**でしょう。

例えば、何年も同じ上司の下で働いていれば、どのようなことで評価され、何で注意されるのかなどがわかってきます。このとき、「部下としてどうふるまえばいいのか、だいたいわかっている」という感覚がもてれば、把握可能感が高い状態です。

一方で、初めて体験すること（または経験回数が少ないこと）や初対面の人とのコミュニケーションなどは、何が起こるのか、どういう展開になっていくのか、予測が難しいでしょう。

例えば、異動になり初めての職場に行ったときや、初めて一人で行く海外出張などです。

このような状況に対し、ワクワク感しか感じないという人は少ないと思いますが、必要以上に不安を感じてしまう人は「把握可能感」が低いといえます。

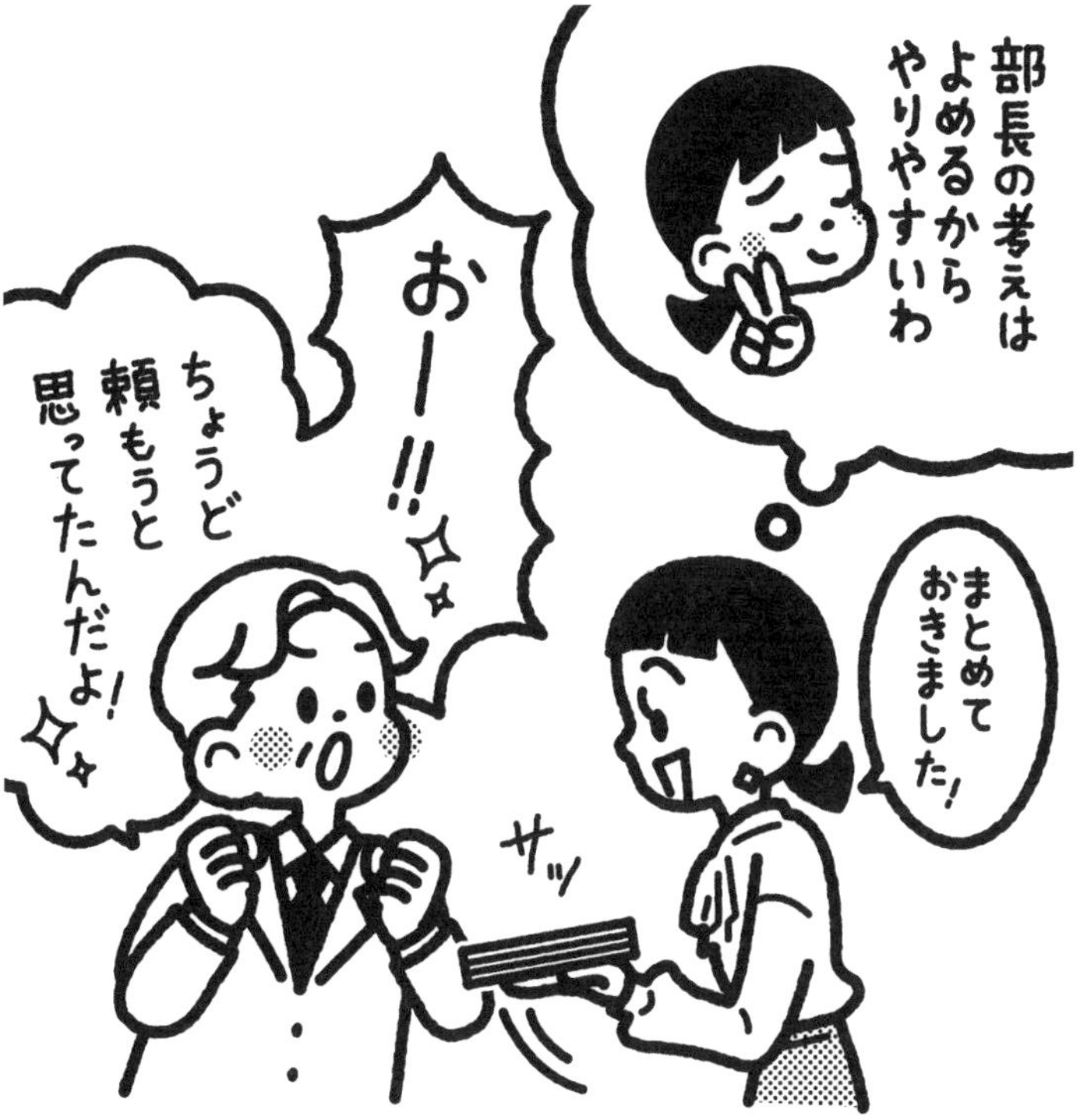
部長の考えは
よめるから
やりやすいわ
まとめて
おきました!
サッ
おー!!
ちょうど
頼もうと
思ってたんだよ!

把握可能感を高めるために大切なこと

ルールや規律、価値観が明確な環境

把握可能感を高めるためには、ルールや規律、価値観、責任の所在などが明確な世界での経験が大切だといわれています。

例えば、何点とればどのランクの学校に行けるのか、どれくらいの結果を出せば評価されるのか、これらが数値化されたり、明文化されたりしていて客観的にわかる環境です。

こうした環境ですと、どの程度努力すればいいかが予測しやすく（目標を立てやすく）なり、把握可能感を高めていくことにつながります。

反対に、ある程度把握可能感が高い人でも、新しく上司になった人が、言っていることがコロコロと変わるなど方針や評価基準に一貫性のないタイプであれば、把握可能感は下がっていったりします。

少し広い視野をもつ

広い視野をもつことも、把握可能感を高めることにつながります。

例えば、「わからないことがあったらいつでも聞きにきてね」などと言っておきながら、気分しだいで「そんなの自分で考えなさいよ」と言ったり、「なんでちゃんと聞かないの？」と責めたりする先輩がいたとします。気分や行動が不安定で、仕事相手としてはやっかいな先輩といえます。

こういう先輩をもった後輩が、「気分屋さんの先輩にふりまわされてつらい」という状況はよく聞く話です。この場合、安定感のない態度に把握可能感が失われてしまい、一時的にストレスの高い状態にいるといえます。

しかし、一方で「こういう先輩みたいな人は、世の中には少なからずいる」という認識をもっている後輩もいます。そうした認識をもつ人は、「こんなことはよくあること、想定内の出来事だ」と思えるので心に余裕があり、先輩に対してもそれほどストレスを感じずに対応できます。

このように少し広い視野をもてる人は、「見通しが立ちやすい」ため、目の前のことだけにふりまわされず、把握可能感も高いということです。

把握可能感は「自分の身のまわりで起こることは、だいたい想定内だ」と思える感覚です。したがって、把握可能感が低いということは、自分の身のまわりの状況や今後の予測を把握できていないということになります。

そのため、**不安を感じたときに「自分が把握できていないことは何か」を考えることも、把握可能感を高めるのにいいとされています。**

では、次項からは、把握可能感をどのように高めていけばいいのかについて、具体的な方法について紹介していきます。

把握可能感を高めるためには？

- ルールや規律、価値観、責任の所在などが明確な世界での経験を重ねること
- 少し広い視野をもつこと
- 不安を感じたときに「自分が把握できていないことは何か」を考えること

例

「部下としてどうふるまえばいいか」がだいたいわかっている、行動がある程度読める上司の下で働く

何点とればどのランクの学校に行けるのか、どれくらいの結果を出せば評価されるのかなどの評価基準が数値化されたり、明文化されたりしていて客観的にわかる環境で働く

Lesson

自分がいる環境のルールや規則を知る

就業規則や評価基準を調べる

私たちのいる社会は、〝見通しが立ちやすい〟環境ばかりではありません。コロコロと方針を変える経営者がいたり、上司の気分しだいで仕事内容が大きく変わったり、あるいは、契約社員など非正規の立場のため、仕事内容や報酬面で安定しないということもあるでしょう。

こういう「見通しが立ちづらい状況」でストレスを抱えた場合、どうしたらいいでしょうか。

まずは、**自分が所属するコミュニティにどのようなルールや規則があるのかを調べ、把握してみることが大切**です。

皆さんは、自分が所属している職場にどのようなルールや明文化された規則があるか調べたことはありますか。

例えば、職場には就業規則や評価基準、服務規律などがあると思います。

社会人になると、新人研修などで会社の就業規則の説明を受けたり、就業規則の閲覧方法などを教わったりすることでしょう。

しかし、特別なとき（病気休暇をとる、副業を考えている）以外は、就業規則の存在など忘れている人がほとんどです。

一方、評価基準のほうは、それなりに気にしている人もいるでしょう。

会社がどのような評価基準を取り入れ、誰が評価しているかを把握すれば、普段から自分が何に気をつけ、意識していけばいいかがわかります。

就業規則や評価基準などのルールを調べたら、それを書き出してみましょう。

そのなかで常に意識しておいたほうがよさそうなものはマルを付けるなどして、ポイントだけは頭に入れておくといいと思います。

どのように働くかについて「見通しが立つ」「予測がつく」ためのひとつの助けになるでしょう。

わからないときは素直に聞くことも大切

上司の評価基準がわからない、職場の判断方法が曖昧だという場合もあると思います。そういう場合は、上司や人事部など、その評価や判断にかかわる人にきちんと教えてもらうことも大切なことです。

上司に「基準があれば、具体的に教えてもらえますか？」と聞いてみたり、上司に聞きづらいようなら、職場の同僚・先輩などで聞きやすい人に「評価の際はどこがポイントなのですかね？」と確認してみたりするのです。

把握可能感が低くて、今の状況に悩んでいる人のなかには、こうしたことをちゃんと確認していない人も少なくありません。

確認してみることによって、自分の職場にあるルールや基準、規則をある程度まで知り「だいたいわかった」と思えるようになります。

ある程度、職場のルールや基準などがわかると、不安が少し減って前向きに自身の行動指針を立てやすくなるでしょう。

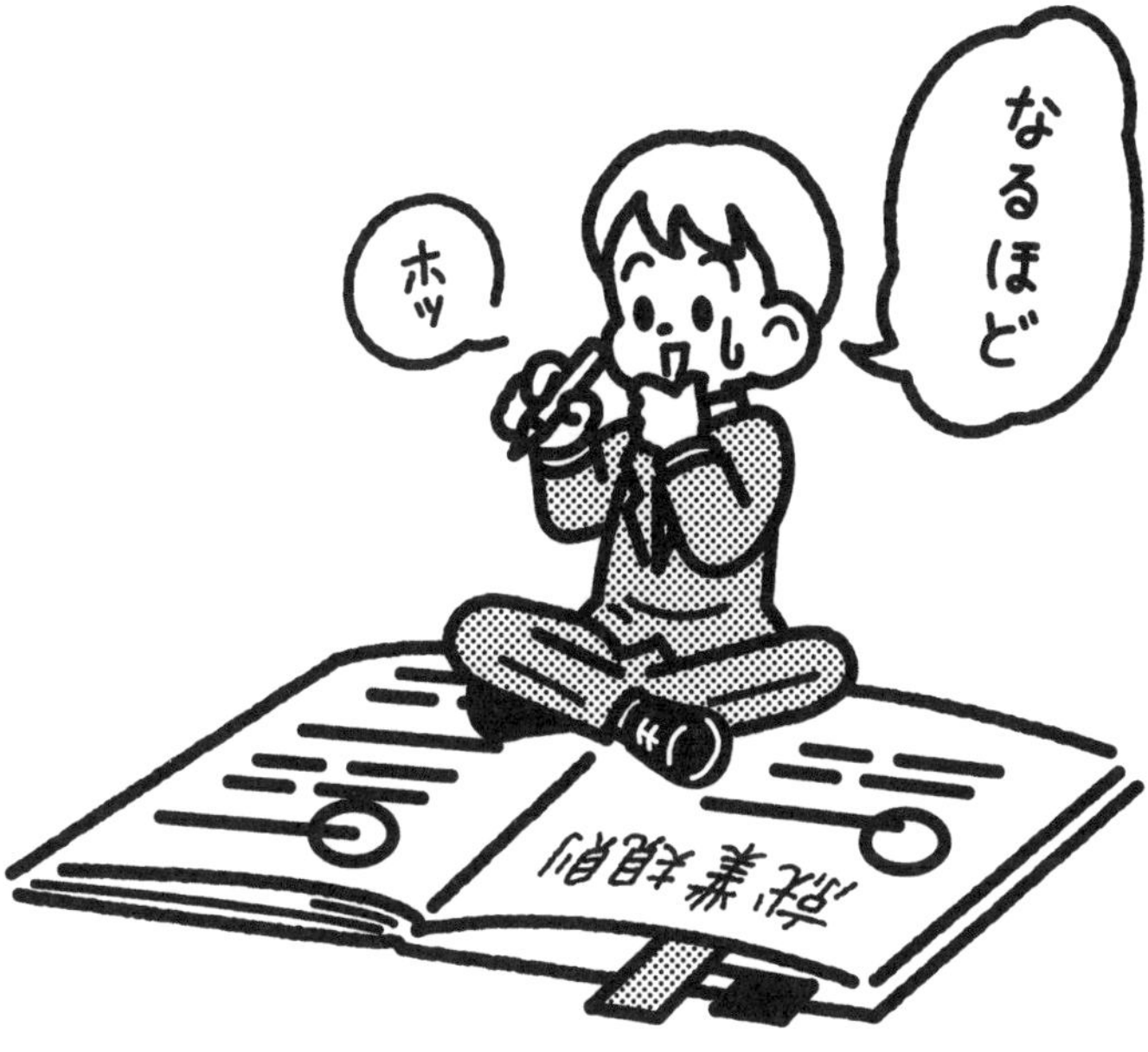
なるほど
ホッ
就業規則

Lesson

まあまあ理解できる、ざっくり予測できるまで準備する

予測がつけば不安は減る

いつものルーティンの仕事と、初めてまかされた大きな仕事と、どちらが不安でしょうか。

もちろん後者ですよね。大きな仕事をまかされてワクワクしている部分もあるとは思いますが、初めての不慣れな仕事には、誰しも多かれ少なかれ不安を感じます。

人は慣れたものに安心しますが、逆に知らないことに対しては恐れを感じます。

ただ、**たとえ未知なものでも、それを自分なりにまあまあ理解できたり、ざっくりと説明がつく、予測がつくと思えたりすれば把握可能感は低下せず、そこまで恐れを感じません。**

例えば、海外の知らない街の道を歩くときと、日本の知らない街の道を歩くときと、どちらが安心でしょうか。どちらも知らない街ですが、日本国内でしたら、「日本ならある程度治安はいいだろう。わからなくなっても人にきけばいい」と予測がつくため、そんなに不安は感じないはずです。

「だいたいわかった」に近づける

把握可能感は、自分の抱えている問題を、何が原因で起きているのか、そして今後どのようになっていくのかが、「ある程度理解できている」あるいは「納得のいく説明がつけられる」という感覚ともいえます。

したがって、**「準備すること」は把握可能感を高めることにつながります**。

未来の出来事について、「未知」であれば恐怖を感じることもあるでしょう。得体の知れないものを恐れるのは自然なことです。漠然とした不安にも駆られます。

しかし、未知のものであっても、それについて、自分なりに「説明がつく」「だいたい予測がつく」と思えれば、把握可能感へとつながります。

この「説明がつく」「予測がつく」ためにも、調べる、準備することが大切です。

初めてのクライアントに対するプレゼンでは、どのような展開になるかわかりません。けれども、クライアントについて調べたり、自分の今までの経験からうまくいったことを確認したり、本やウェブなどでプレゼンがうまくいった人の例を学んだりして準備していくと、不安が減っていくと思いませんか。それは、「把握可能感」が高まっていくからです。

自分自身の中で「だいたいわかった」と納得するまで、「これくらいやれば、まあうまくいくだろう」と思えるまで事前に調べること、準備すること。これが把握可能感を高めることにつながります。

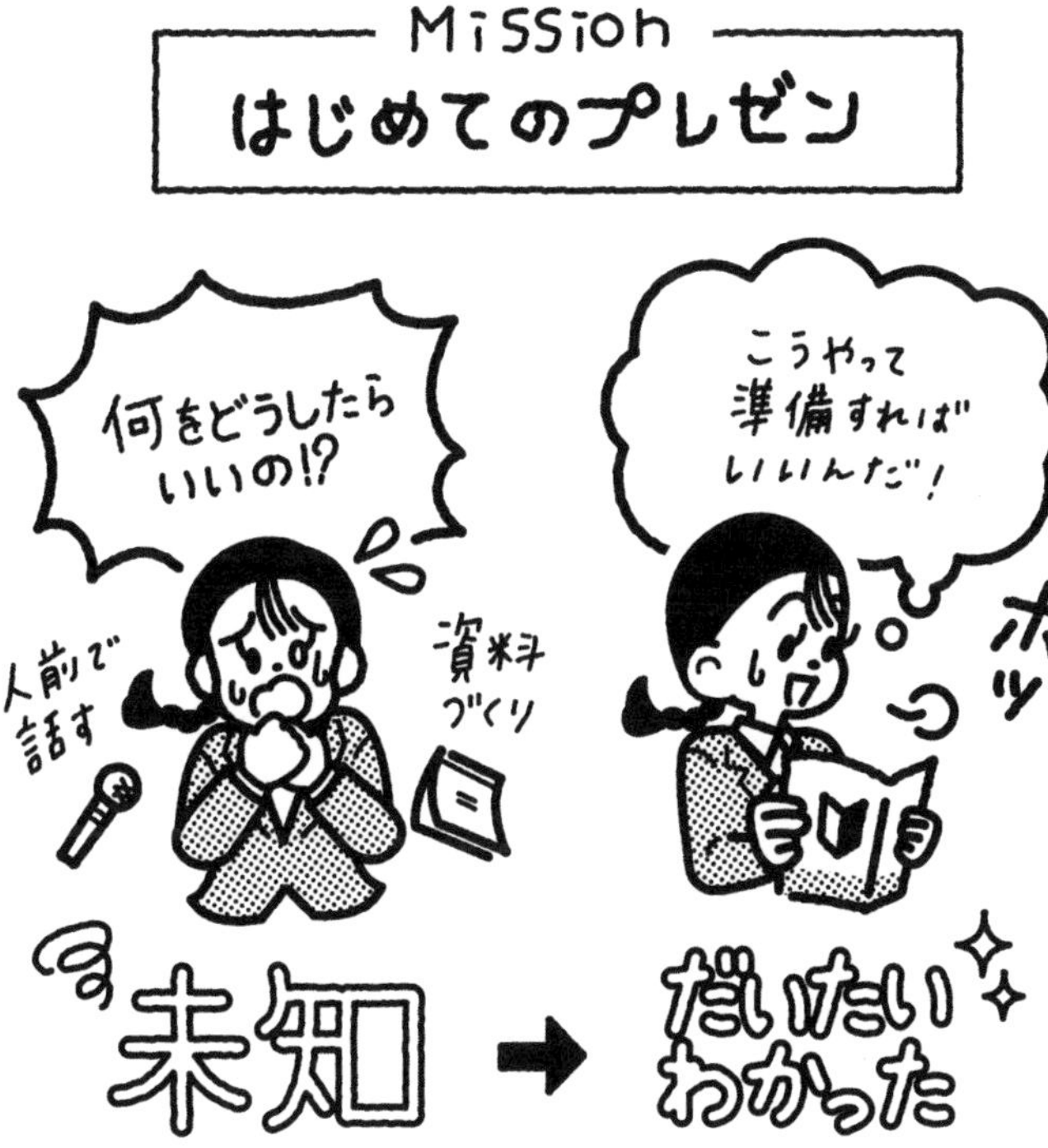
Mission
はじめてのプレゼン
何をどうしたらいいの!?
人前で話す
資料づくり
こうやって準備すればいいんだ!
ホッ
未知
だいたいわかった

Lesson

将来の〝なりたい自分〟を具体的にイメージする

何年か先の自分について考えてみる

皆さんは、何年先の自分を想像しながら働いているでしょうか。

毎日やることが多かったり、職場の人間関係がつらくてストレスがたまっている、というような人のなかには、明日、明後日のことを考えるだけで精いっぱいという人もいるでしょう。一方で、十年以上先まで意識している人もいます。

そして、**この「何年か先の自分を想像すること」**、もっというと**「数年先の〝なりたい自分〟についてイメージすること」**が、**把握可能感を高めるのに役立ちます。**

ある程度、「未来の自分」について予測がつくようになるからです。

では、どのように〝なりたい自分〟について具体的にイメージしていけばいいかでしょうか。

何年先の〝なりたい自分〟を想像すればいいか、一概には言えませんが、私は「今いる組織内でのキャリアビジョン」であれば「2〜5年」、「職業人として何かを極める」のであれば「5〜10年」をおすすめしています。

「今いる組織内」なら2〜5年

まずは、〝なりたい自分〟を「今いる組織（会社・団体）のなかだけで想定している場合」です。2〜5年先の〝なりたい自分〟について、実現したものと仮定して完成形の文章にしてみるといいでしょう。

- 3年後、今の部署で活躍し、4〜5人のチームのリーダーとなっている
- 5年後、私は商品企画部で○○を対象としたヒット商品をつくる

次に、この目標を達成するためには、「組織内のどのような部署でどんな経験を積

んだらいいか」「どういう人たちとつながっていくといいか」などについて考え、ノートに箇条書きにしてみましょう。そして、それぞれに達成するまでの「期限」や具体的な「方法」についても考え、書いていきます。

これを書く際は、自分でコントロールできないもの（例えば、人事異動など）に関しては、こだわらないことも大切です。

コントロールできるものとできないものに分け、コントロールできるもの（例えば、キャリアのモデルとなる先輩にヒアリングする／○○の分野について勉強する）にフォーカスするといいでしょう。

具体的な方法を検討していくうちに、コントロールできないと思っていたものが、できることに気づいたり、目標（なりたい自分）や所要年数（期限）が変わってくるケースもあります。

変わっても全然大丈夫です。いろいろと考えていくことで、本当の目標が見えてきたり、客観的な現実とうまく折り合いがつけられるようになってきたりします。

このように数年後の自分自身について具体的な期限なども意識しながら考えていく機会そのものが、把握可能感を高めることにつながるでしょう。

数年後の自分を思い描いてみよう

1. まず、2～5年後の〝なりたい自分〟を「完成形の文章」で書く

例 5年後、私は商品企画部で○○を対象としたヒット商品をつくる

2. 1の〝なりたい自分〟を達成するために、以下のポイントついて、箇条書きでいいので書いてみる

・組織内のどのような部署でどんな経験を積んだらいいか
・どういう人たちとつながっていくといいか

3. 2であげたことについて、それぞれに達成するまでの「期限」や具体的な「方法」について書く

「職業人として何かを極める」なら5～10年

次に、〝なりたい自分〟を「職業人として何かを極めるなかで想定している場合」です。この場合、〝なりたい自分〟にもよりますが、「5～10年後」を見据えたキャリアプランを検討してもいいでしょう。〝なりたい自分〟が研究者であったり、弁護士などの専門職であったりする場合は、ある程度の年数が必要になります。

また、そのとき置かれている自分の環境などにもよります。研究者になる場合、博士課程などで学ぶことが必要になり、無収入の期間が出てくるかもしれません。扶養すべき家族などがいる場合は、他の方法を検討する必要もあるでしょう。

常に自分の立ち位置はどこにあるのかを把握することが必要です。

〝なりたい自分〟を具体的に把握し、自身の立ち位置を明確にするために左ページのような図を作ってみることをおすすめします。

まず、〝なりたい自分〟を実現するために必要な条件をあげます。条件とは、例えば、「スキル」「人脈」「時間」「お金」などが考えられます。

そして、そのそれぞれについて「現在の自分はどれくらいもっているか」をパーセ

目標達成に必要な条件に対し、
「現在の自分はどれくらいもっているか」を%で表す

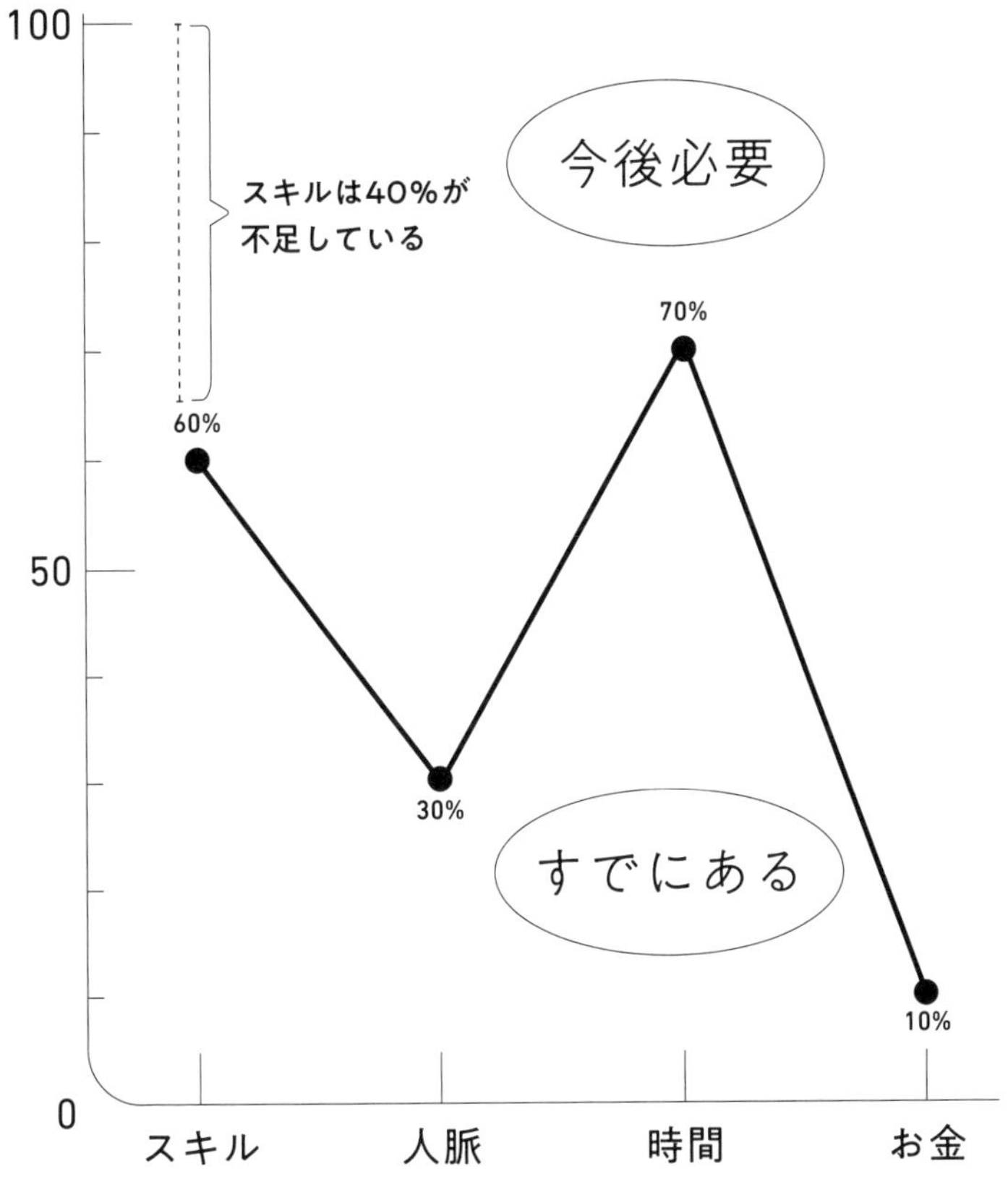

ンテージ（％）で表します。

こうすると、**まずは現状を把握することができます。と同時に、今後、目標達成のためには何がどれくらい必要か把握することもできます。**

例：「必要な条件」を１００％とすると、現在のスキルは60％くらいだから、あと40％必要だろう。

このように、目標を具体的にして書き出すことで予測しやすくなり、把握可能感を育んでいくことにつながります。

ロールモデルをもつといい

〝なりたい自分〟が思い浮かばないという人もいるかもしれません。**その場合は、「ロールモデル」をもつといいでしょう。**

ロール（役割）モデル（お手本）とは、一般的にはキャリア形成をしていくうえでお手本になる人物のことです。その人を目標とし、真似をすることが、自分のキャリアにとって有益になることがあります。

例えば、忙しい職場で出産を控えた女性がいるとします。この女性は、育児休業を終えて今の部署に戻ったときにどのような働き方ができるか不安に思い、把握可能感が低くなっています。

しかし、職場にこの女性と似た状況で家庭と仕事をうまく両立できている人がいたらどうでしょうか。両立できているその人をロールモデルにしたら、どのような働き方をしたらいいか具体的なイメージがつかめるため、把握可能感が高まります。

なお、**ロールモデルは、知っている人でなくても大丈夫です**。YouTubeやSNSなどで発信している人で、「この人は私のやりたいことをかなえている。どうやるのかな?」と関心をもてる人がいれば、お手本としていくといいかもしれません。

Lesson

「死ぬまでにやりたいこと」を自由に想像する

バケットリストをつくる

前項のように、自分のよい未来をイメージすることが難しい人もいます。

カウンセリングを受けにこられた人に、「1年先、5年先の〝自分〟を想像することができますか」という質問をすると、「想像するのもこわいです」「今と変わらないことで悩んでそうです」などという答えが返ってきたりすることもあります。

このような回答をする人は、自分の人生に対して少し投げやりというか、あきらめたような口調で答えることが多いです。たしかに悩みごとで心がいっぱいになっているときは、一寸先も見えず、把握可能感が低い状態です。

このような場合、私は、**「あなたが死ぬまでにやりたい（かなえたい）ことは何で**

すか」という質問に変えてみます。すると、投げやりだった人たちも、少し顔つきが明るくなったりします。

この「あなたが死ぬまでにやりたいことは？」という質問は、「バケットリスト」と呼ばれ、『最高の人生の見つけ方（原題：The Bucket List）』という映画に出てくるものです。映画は、余命宣告を受けた男性2人が人生でやり残したことを次々に実行していくために旅に出る、というストーリーです。

私は、今がいっぱいいっぱいで、自分のよい未来像など思い描けないという人には、把握可能感を高める方法として「バケットリスト」の作成をすすめています。

少し先のことややりたいことなど、前向きなことを思い浮かべることで、目の前のつらいことだけで精いっぱいになっている状況から、少し俯瞰的にものを見ることができ、心に余裕をつくることができるようになります。

ノートや手帳に思うままに書く

バケットリストの作成方法は、「自分にできるだろうか……」という懸念を無視し、お金や時間のことも気にせず、やりたいことをノートや手帳などに思うままに書くことです。

スマホのメモ機能などをつかってもいいですが、個人的には手書きをおすすめします。手書きをすると「アイデアを出す」「考える」「集中する」などの脳の重要な働きを多く担う前頭前野が活性化し、記憶に残りやすいといわれているからです。

バケットリストに書くのは、死ぬまでにやりたいこと100個とも言われていますが、まずは10~20個くらいを、死ぬまでではなく、定年までにやりたいこととして書き出してみてもいいでしょう。

繰り返しになりますが、**それをかなえるためのお金や時間などの制約は無視し、実現可能性について考えなくてもOKです。また、やりたいことの規模も問いません。**

「ヨーロッパ中のお城巡りをしたい」とか「大学院で研究をしたい」のように少し労力を要しそうなものから、「最近オープンした話題のカフェに行きたい」など少し時間をやりくりすればすぐにかないそうなものまで、思うままに書いてみてください。

自由に考えていくうちに、自分の未来についてよいイメージが思い浮かびやすくなります。

「バケットリスト」を書いてみよう

あなたが死ぬまでにやりたい(かなえたい)ことは何ですか？

(※かなえるためのお金や時間などの制約は無視して、実現可能性も考えないでOKです。やりたいことの規模も問いません)

Lesson

「自分がどんな価値観や考えをもっているか」を普段から知っておく

枠組みが狭い人は不安を感じやすい

把握可能感を高める方法として「準備すること」の重要性は、先ほど述べたとおりです（79ページ）。

そして、把握可能感を高めるうえで「準備すること」に近いのが、「自分を知っておくこと」です。

もっと詳しくいうと、**普段から「自分がどんな価値観や考え方をもっているか」について知っておくことです**。

人は、直感や過去の経験などから自分の「枠組み」（価値観や考え、もののとらえ方）を形作り、それに基づいて他者を理解します。

例えば、過去の経験から、早口で話すタイプの人のことを「せっかちな人で苦手だ」という考え（枠組み）をもっていたとします。すると、早口で話す人と会ったときに真っ先に苦手意識をもってしまいます。じっくり話してみたらウマが合うかもしれないのに、苦手意識があると、友だちをつくる可能性を消してしまうことになります。

あるいは、メールの返事が遅かったときに、「私にだけ反応がよくない」「私の存在感がないから忘れられる」などとネガティブにとらえる考え（枠組み）をもつ人もいます。

「メールの返事が遅い」には、もちろんいろいろな理由が考えられます。しかし、すぐにネガティブな思考が思い浮かぶ人は、視野が狭くなってしまいます。

「枠組み」（価値観や考え、もののとらえ方）が狭いと、許容できる人や出来事の範囲が狭くなるのです。

枠組みが広くない人は、自分の評価基準に当てはまらない人や出来事に遭遇すると不安や違和感を抱きやすくなってしまいます。

少しずつ枠組みを広げ、見える世界を広げていきましょう。

自分がもっている思考のクセを修正する

まず、「自分はどんな価値観や考えをもちやすいのか」について考えてみましょう。とりわけ、ネガティブな価値観や考え、ものの とらえ方を知っておくといいです。「苦手なこと」「落ち込みやすいこと」「イライラしやすいこと」「イヤだなと思うこと」「嫌いなこと」などです。

・自分は、どんな人を苦手と思っているのか？
・自分が落ち込むのはどんなときか？
・自分が、イライラしてしまうのはどのような場面か？

こうしたことについて、具体的にどんなときにそう感じるのか、自分で考えてみましょう。すると、自分の価値観や考え方の傾向、シンプルにいうと〝思考のクセ〟がわかります。

そして、そのネガティブな思考のクセがわかったら、修正してみましょう。

ただし、ここでの「修正」とは、無理にポジティブな思考にすることではありません。「別の現実的なとらえ方や考え方を模索すること」です。

例えば、次のような問いに答える形で修正します。

「自分は、どんな人を苦手と思っているのか？」

答えの例：声が大きい人が苦手　**（苦手と思うこと）**

↓

「なぜ？」

答えの例：声が大きい人は無神経な人が多い　**（ネガティブな思考のクセ）**

↓

「別の価値観や考え、もののとらえ方はないか？」

答えの例：声が大きいのは、皆にハッキリ聞こえるように話しているだけかもしれない　**（思考の修正）**

このように、「声が大きい」のは、「無神経」という要因だけでなく、「ハッキリ聞こえるように話している」という要因もあるのではないか、と現実的で、ありそうな要因で考え直してみます。自分がもっているネガティブな思考のクセを修正していくと、声が大きい人への苦手意識を減らしていくことができます。

さらには、ネガティブな思考のクセを普段から考えて自分で知っておくと、似たような場面で「これは私の思考のクセかもしれない。もっと違う考え方、とらえ方をしてみよう」と気づいて、**不必要にネガティブな反応をすることが減ります**。

ネガティブな思考がクセになっている人は、最初は、思考の修正作業に難しさを感じるかもしれません。しかし、なるべく意識して「現実的なとらえ方をしてみよう」「いい面も見つけてみよう」とコツコツと地道に努力をしてみてください。

こうした新しい思考ができるようになると、環境に変化が起きたときに、「悪い面」ばかりにフォーカスせず現実的な思考ができるようになり、具体的な解決策も見つけやすくなります。

そして、対応できることを探して、できることからやっていけるようになります。

Lesson

レッテル貼り、すべき思考から離れる

「私は損するタイプ」と言う人

把握可能感を高めるためには、「私は損するタイプ」「私はいつも軽く見られる」などど、ネガティブな自己像を作り上げて、固定化させてしまうような「レッテル貼り思考」に注意が必要です。

私のところにカウンセリングにくる人でストレスに弱い人たちの話を伺っていると、環境が変わってもすぐに不満をもっては、「私ばかり損している」「また軽く見られていた」と嘆いたり、落胆したりしがちです。

このような思考を繰り返していると、いい未来をイメージできなくなり、自分の身に起こっていることを把握したり、今後どうなるかを予測したりする目がくもってしまいます。すなわち、自分のことを冷静に俯瞰してみることができなくなり、把握可能感は育ちにくくなります。

また、「レッテル貼り思考」と同様に「～なはず」や「～するべき」「～でなければならない」などの「すべき思考」に縛られすぎないことも大切です。

例えば、「絶対に時間を守るべき」「上司の言うことには従わなければいけない」と強く思いすぎると、「時間を守らない人」「事情があって、従えなかった人」をなかなか許すことができません。断定的で一方的な思考になりがちで、視野が狭くなってしまいます。

自分に向き合い、問いかける

こうした「レッテル貼り思考」「すべき思考」が自分の中にないか、自分に向き合って考えてみることが大切です。

例えば次のような問いに答える形で考えます。

「自分の中に『自分は○○のタイプ』『いつも○○になってしまう』というようなネガティブなイメージはありますか？」

答えの例：自分は損するタイプ。自分は仕事を押しつけられるタイプ。私はいつも我慢させられる。私はいつも面倒なことに巻き込まれる（**レッテル貼り思考**）

「『～すべき』『～すべきじゃない』と思うことはありますか？」

答えの例：絶対に時間を守るべき。あんな乱暴な言い方すべきじゃない。上司の言うことには従うべき（**すべき思考**）

そして「私は本当に損するタイプなのか？　得することはないか？」「絶対に時間を守るべき、と思っているが、本当にそうなのか。例外やゆるめていいケースはないか」など、自分の中のレッテル貼り思考やすべき思考を疑ってみることで、自分の思考の枠組みを広げてみるといいでしょう。

普段から自分のレッテル貼り思考やすべき思考を知っておき、できれば修正しておくと、自分の思考を広げることができます。

「レッテル貼り思考」「すべき思考」を知る

・自分の中に「自分は○○のタイプ」「いつも○○になってしまう」と感じるようなネガティブなイメージはありますか？（レッテル貼り思考）

例 自分は損するタイプ。自分は仕事を押しつけられるタイプ。私はいつも我慢させられる。私はいつも面倒なことに巻き込まれる

・「～すべき」「～すべきじゃない」と思うことはありますか？（すべき思考）

例 絶対に時間を守るべき。あんな乱暴な言い方すべきじゃない。上司の言うことには従うべき

Lesson

「運が悪い」と思い込むのをやめる

「貧乏くじを引いてばかり」と悩む今井さん

ここからは、実際の相談者からの相談内容をもとに、ストーリーのなかで「把握可能感の高め方」をお伝えしていきます（相談者のプロフィールや相談内容は、プライバシーを考慮して実際の事例に改変を加えています）。

相談者の半分くらいでしょうか。お話を伺っていると、「貧乏くじを引いてばかり」と自分の〝運〟の悪さを嘆く人がいます。

たしかに、いろいろな悩みや相談を聴いていると、ストレスフルな出来事と運は無関係ではないと思うこともあります。

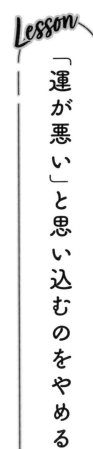

配属先の上司と相性が悪かったり、担当した顧客がクレーマー気質だったり、異動した直後にその部署が解散になったり。これらは、運と関係があるともいえそうです。

とはいえ、本当に〝運が悪い〟のでしょうか。

今井さん（仮名／30代女性）のケースを考えてみたいと思います。

〈今井さんの場合〉

私は、日本の大学を卒業してから海外留学していた関係で、帰国して就職したときは20代後半になっていました。同年代と比較して社会人経験が浅いこともあり、また、留学経験で培った英語を活かせない部署に配属されたこともあり、年下の同期に引け目を感じながら会社員生活を送っていました。

存在感が薄かったせいなのか、部署（7人）の懇親会で私だけ乾杯のビールがきていないのに、上司が「では、全員に行き渡ったから乾杯しよう！」と言い出したことがありますし、部署のグループラインで私の発信だけ既読スルーが多いようにも感じています。

そして、全員が順番に担当するはずの会議の記録簿は、当然のように毎回私が作成するような雰囲気になっています。

最近になって、やっと自分の留学経験が活かせそうな商品企画部の海外部門に異動になり張りきっていたのですが、そこでも存在感を示せてはいません。

企画部では2人1組で新企画を進めていくのですが、私はムードメーカーのような存在感のある先輩（女性30代後半）とペアを組むことになりました。最初は、私のアイディアを熱心に聞いてくれるいい先輩だと思っていました。

しかし、私が考えた企画を話すと、「私にまかせて！」などと言い、しばらくすると少しだけアレンジされて、先輩がメインで考えた企画として会議に出てきます。上司が「この企画はいけそうだ」などと言って先輩を褒めると、私は複雑な心境になりますが何も言えません。一方で先輩はガッツポーズをして私に目配せをしてきたりします。先輩に悪気があるのかどうかわかりませんが、私はいつもモヤモヤした気持ちを抱えています。

私は、なんとなくどこへ行ってもパッとしない、貧乏くじばかり引いているような気がします。

今井さんは、環境が変わってもすぐに不満を見つけ出しては、「また貧乏くじを引いてしまった」と嘆いているような状態です。まさに99ページでお伝えしたような「レッテル貼り思考」をしています。

このような思考を繰り返していると、自分は〝いつも貧乏くじを引くタイプ〟などというネガティブな自己像を作り上げ、固定化させてしまい、落胆することが増えます。いい未来をイメージできなくなり、把握可能感が育ちにくくなります。

そもそも運がいい悪いというのは、人によって定義やバロメーターが違い、一概に言うことなどできないことです。「運＝当てにならない、予測が不可能」といえます。把握可能感を育みやすい「予測が可能」「想定がつく」といった環境とは正反対です。

さらには、「運が悪い」と思い込んでしまうと、それ以上、実態を把握するとか自分の置かれた環境をふり返って分析するなど、「把握する」といった行為をしなくなってしまいます。すると、いいことであっても悪いほうへと解釈するため、悪い面（苦手な先輩がいた）には敏感で、いい面（希望の部署に行けた）には鈍感になります。

たしかに、嫌な先輩がいる部署に配属になったことは「運が悪い」のですが、希望の部署に行けたという「運がいい」面もあります。

ものごとには、「いい面」もあれば、「悪い面」もあります。

それなのに、「運が悪い」と思える面だけに思考をフォーカスするのは、マイナス思考に支配されているということです。それが続くと、やがて自分に対して〝運が悪いタイプ〟などとネガティブなレッテル貼りをすることもあります。

まずは、そのことに気づくことが大切です。

そして次に、自分にとって「いい面」も探してみることです。

「悪い面」にフォーカスするのをやめて、いい面を探す。こうしたいい面も見るようなもののとらえ方に修正していくといいでしょう。

「すべき思考」をやめる

また今井さんは自分で設定した「～でなければならない」というルールに縛られ、「自分は後輩だから先輩に意見を言ってはいけない」「若輩者の自分が我慢すべき」などと考える「すべき思考」をしているようです。

このような視野を狭めるような思考を続けていくと、いつしかそれがクセとなり自

分の心に固着していきます。その思考グセを修正する方法は、別のとらえ方や考え方を模索することです（100ページ）。

また、83ページのように、2～5年先に「自分はこの会社でどうなっていたいか？」と「なりたい自分」について、考えておくのもいいでしょう。視野が広がり、目の前のことだけにとらわれた考えから、少し離れることができると思います。

第3章

なんとかなる
処理可能感を高めるレッスン

処理可能感は「なんとかなる」「なんとかできる」という感覚

「資源」を活用して乗り越える

第3章では、「処理可能感（Sense of Manageability）」についてお話ししたいと思います。

この本の中心テーマである「なんとかなる」「自分はなんとかできる」というように思える感覚です。

私がカウンセリングをしていて、打たれ弱い人、ネガティブな思考にとらわれている人、ストレスフルな状況にいる人などは、この感覚が弱いと感じます。

この「なんとかなる」をもっと詳しくいうと、

「自分にふりかかるストレスや障害に対処できるという確信」
「問題を抱えたり、トラブルが起きたりした場合にも、自分やまわりの助けを借りながら、乗り切ることができる自信」

などといえます。

そして、なぜ「なんとかなる」「なんとかできる」「乗り切ることができる」という感覚をもてるのかというと、**乗り越える際に必要となる「資源」があるから**です。

「資源」には、「人脈」「知力」「経験」「お金」「権力」「地位」などがあります。この「資源」はもっていることも大切ですが、タイムリーに引き出せることが重要です。

仲間と武器が重要

私自身は、この「資源」を説明する際に「**仲間と武器**」という言葉をよく使います。

「仲間」は、「人脈」のことです。つまり、人、人間関係ですね。

仕事でピンチに陥ったとき、メール1本で「今、困っていて。これについて何か情報ないかな?」などと聞ける仕事仲間がいたり、「どうしましょうか」と相談したら一緒に考えてくれる上司がいたりすると、「なんとかなる」と思えるものです。

一方で、ブラック企業に勤めてしまって、相談できる相手もなく、上司も「自分でなんとかしろ」と言うだけだったりすれば、「なんとかなる」とは思えず、「どうしたらいいんだろう」「もうイヤ……」という気持ちになるはずです。

「武器」についていえば、**「知力」「経験」「お金」「権力」「地位」**などがあげられます。

例えば、**「お金」**です。自分が担当しているプロジェクトで部下が大きなミスをして損失を出した場合、ギリギリの低予算でやっているなら、「お金が足りない、どうしよう」となりがちです。一方で、自分にまかされている予算(お金)が大きければ、「その程度のミスならなんとかなる」と思えます。

「権力」「地位」についても同じようなことがいえます。権力や地位があれば、少しくらいのアクシデントや問題が起きたとしても「なんとかなる」「大丈夫」と思えるのではないでしょうか。

窓口で、「アルバイト」には理不尽なことで文句をいうお客様がいたとしても、自

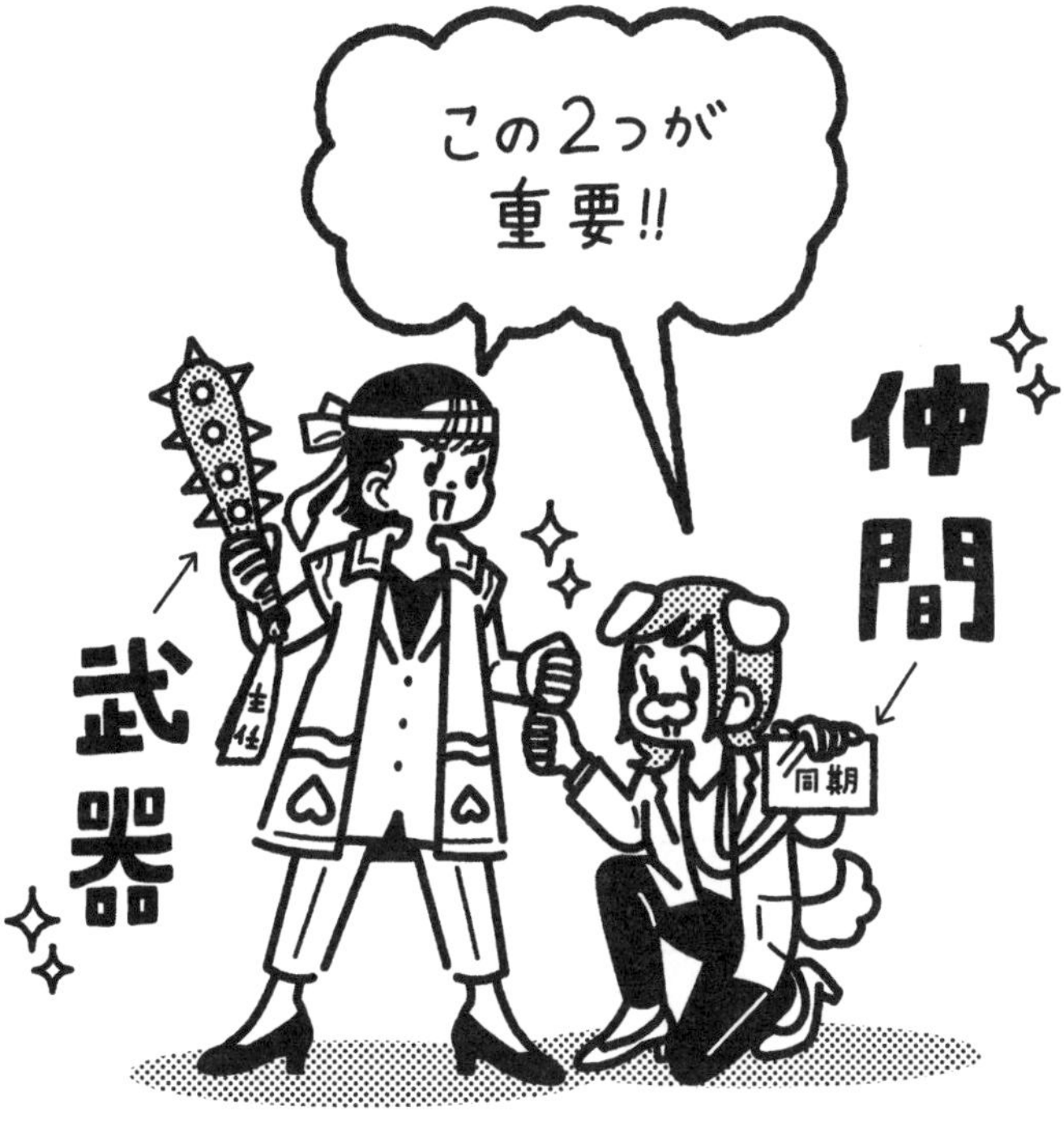
この2つが
重要!!
武器
主任
仲間
同期

分が「部長」なら、なんとか対応できると思えるものです。

「権力」（この場合、権限）や「地位」があると、解決できる範囲が広いものです。

「権力」や「地位」を活用して「解決できる」「なんとかなる」と思えるのも、処理可能感なのです。

経験や学ぶことの重要性

また**「経験」や「知力」**も「なんとかなる」と思えるかどうかに与える影響が大きいです。これらは「把握可能感」とも連動しています。

「経験」や「知力」によってある程度状況を理解でき、先のことが予測できると（把握可能感）、「なんとかなる」という処理可能感につながりやすいのです。

例えば、面倒な取引先が多い難しい現場に放り込まれたとします。新卒3年目で難しい現場に慣れていない人と、多くの現場を担当し、取引先と交渉を重ねて立て直してきた経験がある社歴15年の人、どちらが「なんとかなる」と思えるでしょうか。

もちろん後者です。これは、「経験」が知恵となって蓄積され、力になっているからです。

こうした経験に基づく「なんとかなる」という確信も「処理可能感」です。

いろんな経験を乗り越え、その経験を知恵として身につけた人は、「これまでの経験上、なんとかなる」とどっしり構えていられるものです。

「知力」は、経験から得られるのはもちろんですが、人の話を聞いたり、本を読んだりして、「学ぶ」ことでも備えられるものです。

例えば、詐欺事件に巻き込まれたとします。こうしたときに、以前似たような話を人から聞いていたり、あるいは本を読んで知識をもっていたりしたなら、少しは余裕をもって対処できるはずです。最初にどういった行動をすべきか、どこに相談すべきかがだいたいわかっているので、「なんとかなるだろう」と思えるのです。

処理可能感を高めるために大切なこと

小さすぎず大きすぎない負荷

「処理可能感」を高めるにはどうしたらいいでしょうか。

アントノフスキー博士は、処理可能感を高める「良質な人生経験」として、**「過小負荷と過大負荷のバランスがとれた経験」**をあげています。

「過小負荷」とは、「心理的にほとんど負荷がない、ストレスを感じない状況」のことです。

「過大負荷」は、逆に「過度に大きな負荷を強いられた状況」のことで、本人の能力を超えた仕事量や難しい仕事を指示された場合などがこれに当たります。

つまり、「過小負荷と過大負荷のバランスがとれた経験」とは、**がんばれば乗り越えられる程度のバランスのとれたストレス下での経験**を指しています。

普通に考えると、ストレスをまったく感じない状態が一番いいように思われますが、処理可能感を高めるには適度な負荷やプレッシャーがあったほうがいいことになります。

職場のストレスモデルとして有名なモデルに「仕事の要求度・コントロール度モデル（Job Demands-Control model）」があります（119ページ下図参照）。

これによると、やりがいを保ちつつパフォーマンスを発揮できるのは、「要求度」（上司などから仕事の量や質について期待されていること）と「コントロール度」（期待に応えるために必要な裁量権を与えられていること）の両方が高い状態といわれています。

このような状態のもとで仕事をクリアしていくことが良質な人生経験となって、次にもっと難易度が高い仕事がきても「なんとかなる」（処理可能感）と思えるようになり、より大きな仕事、困難な出来事にも対処できるようになります。

つまり、**適度な課題を与えられてクリアしていくことによる「成功体験」が、処理可能感を高めることに大きくかかわっている**のです。

したがって重圧に耐えかねるような仕事で、結局うまくいかなかったりしたら、処理可能感を培うことにはつながりにくいといえます。

「なんとかなった」経験があるから、次も「なんとかなる」と思えるのです。

一方で、「資料のコピーを100枚、15時までに」などのようなストレスのほとんどない仕事で成功しても、これもまた処理可能感を育みにくいといえます。

大きすぎず、小さすぎないストレスのかかった仕事を経験し、うまくいくことによって育まれるのが処理可能感です。

「できた体験」から培われる

この「成功体験」は、人に助けてもらった結果でもかまいません。あるいは、座学で学んだ疑似体験であったり、人に教えてもらったりしたものでもいいのです。

例えば、一人で仕事を抱え込んでしまって終わりが見えず、「どうしよう」とパニッ

処理可能感を高めるには？

- 「過小負荷と過大負荷のバランスがとれた経験」をすることで高まる
- 適度な課題を与えられてクリアしていくことによる「成功体験」が大切

仕事の要求度・コントロール度モデル（下図）でいうと、
「アクティブ（能動的）」の仕事で高まる

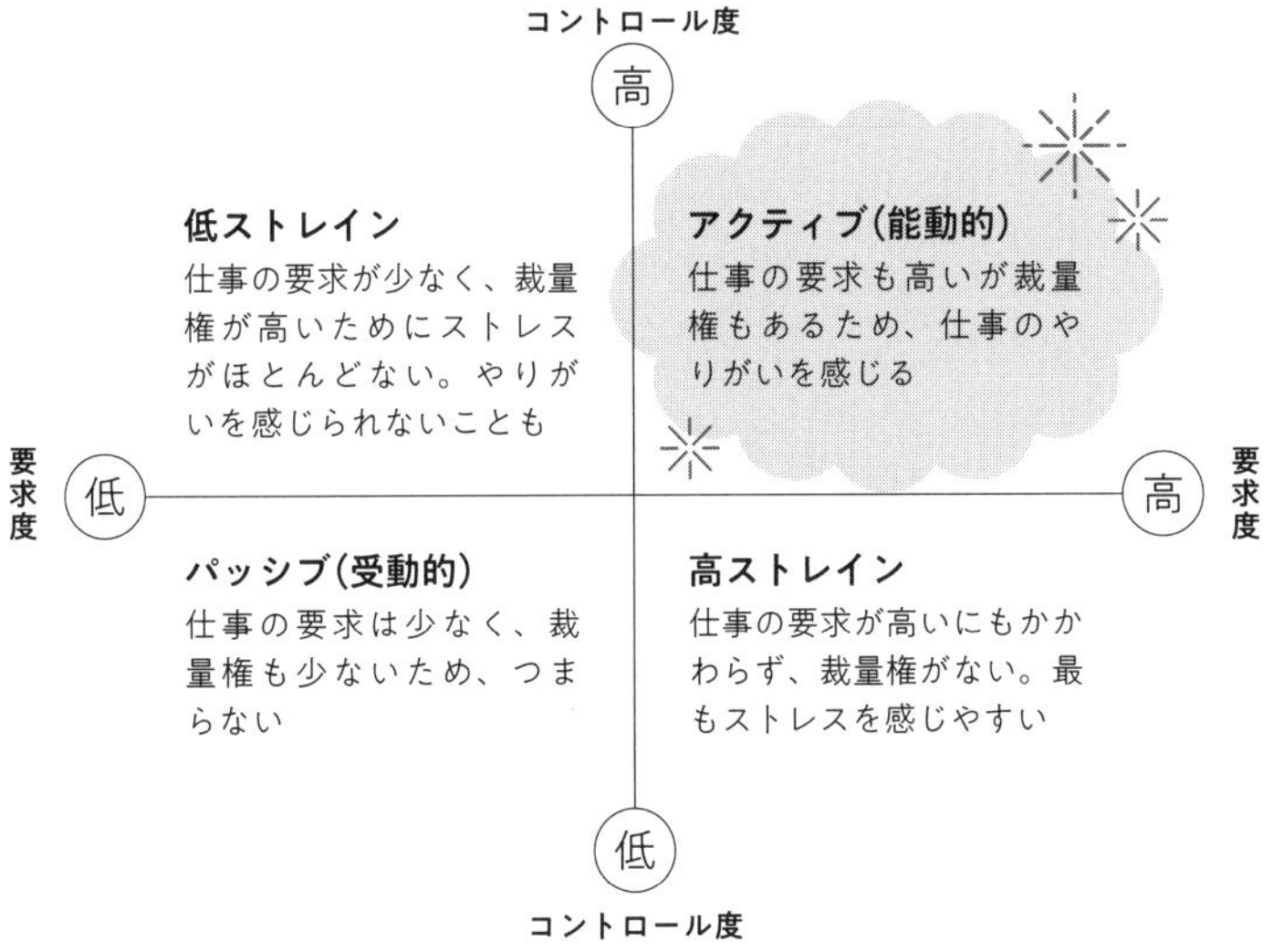
コントロール度
高
低ストレイン
仕事の要求が少なく、裁量権が高いためにストレスがほとんどない。やりがいを感じられないことも
アクティブ（能動的）
仕事の要求も高いが裁量権もあるため、仕事のやりがいを感じる
要求度
低
高
要求度
パッシブ（受動的）
仕事の要求は少なく、裁量権も少ないため、つまらない
高ストレイン
仕事の要求が高いにもかかわらず、裁量権がない。最もストレスを感じやすい
低
コントロール度

クになっていた社員Kさんのケースです。

上司から「あの仕事は、今日が締め切りでしたよね。どうなっていますか?」と聞かれて、Kさんは「実は、ほとんどできてません……」と答え、泣きつきます。

ここで上司は、「そうか、じゃあみんなで手伝って仕上げようか」と言って、他の社員に仕事をふったり、締め切りを数日遅らせたりして、テキパキと指示を出します。

数日後、仕事は、同僚や先輩に手伝ってもらいながら、無事に終わりました。

たしかにKさんは、自分ひとりでは仕事が終わらず迷惑をかけてしまいましたが、みんなで無事に終わらせたことで「成功体験」「できた経験」になっています。

結果、Kさんは、「早めに他の人に助けを求めること」「わからないことは人にきくこと」「必要なときは上司の力を借りること」などを学んでいきます。

こうした体験からも、「こうすれば、次もできる」といった「なんとかなる」感は培われていくのです。

Lesson 人の力を借りて成功体験を積む

人を頼っての成功体験でもいい

適度な課題をクリアしていくことによる「成功体験」が処理可能感につながります。ただ、この「成功体験」を自分ひとりで経験しようと思うと、難しいこともしばしばです。そういう場合は、**「資源」のひとつである「人脈」つまり「人」「人間関係」を大事にしてみてください。**

「なんとかなる」と思える力の弱い人は、「誰かに頼る」「誰かに助けてもらう」ことが下手な人も少なくありません。

人の手を借りてでも「なんとかなった」という成功体験を積めば、「なんとかなる」という感覚をもちやすくなるのです。

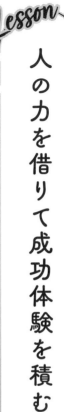

小さい頃、自転車に乗るのに、親の力を借りて乗れるようになったとき、自分ひとりで乗れるという気持ちになりませんでしたか。

同じように**「人の手を借りる」「人間関係」「人脈」という資源を活用することも大切なことなのです。**

カウンセラーに相談にくる人

私のところにカウンセリングにくる人は、よく「相談できる人が誰もいなくて……」ということをおっしゃいます。相談内容にもよりますが、「誰にも相談したくない」と「相談できる人がいない」は、明確に違います。

「誰にも相談したくない」場合、いろいろな事情があるとは思いますが、「ここからここまでは相談してもいい」という線引きをして、話せそうな誰かに一部を相談してみることをおすすめします。「相談するのであれば全部を伝えなければいけない」というルールがあるわけでもないですし、一部を話すだけでも心がラクになったり、解決につながることもあったりします。

また、意外だと思われるかもしれませんが、**時に処理可能感が高すぎる人のなかにも「誰にも相談したくない」という人がいます。**その理由を掘り下げて聞いていくと、実はどこかで他人を信じていないケースがあり、他人に頼ることに慣れていないこともあります。これは、**処理可能感の「資源」のなかでも、「知力」や「経験」「地位」など、自分自身の能力が高く、「人脈」が少ない人に多いかもしれません。**

一方の「相談できる人がいない」場合、「実際に存在しない」という物理的なことなのか、「適切な相談相手がいない」ということなのか、「立場的に難しい」ということなのか、「プライドがじゃまして、相談できない」からなのかなど、いろいろな理由がありそうです。

「実際に存在しない」場合はしかたがないかもしれませんが、「適切な相手がいない」「立場的に難しい」場合などは、「本当に相談できる人がいないのか?」「本当に立場的に難しいのか?」という視点で、自分のまわりを見まわして、相談できる人をもう一度探してみてもいいのかもしれません。

ただ、プライドがじゃましている人が相談できないのは、どこかで「自分ひとりで解決すべき」などという「すべき思考」になっていることが多いように感じます。

第2章でも述べましたが、「すべき思考」にとらわれすぎると、損することが多いものです。「すべき」という考え方をしていたら「本当に自分ひとりで解決すべきか?」などと自分に問いかけて、少しずつ「すべき」をはずしていくといいでしょう。

とはいえ、いろいろと悩みを抱えて私のような専門家のカウンセリングを受けにくいるような人は、処理可能感がそれほど低いわけではないと思います。**相談できるカウンセラーという「資源」があるともいえるからです。**

ささいなことから人に相談してみる

処理可能感が低かったとしても、相談していくうちに解決の糸口を見つけて解決できれば、それが成功体験になります。

すぐに解決するのが難しくても、新たな考え方などを得て「知力」という資源になれば、処理可能感は高まっていくでしょう。

他人に相談するのが苦手な人は、こうした形で資源を得るチャンスを逃すことになります。

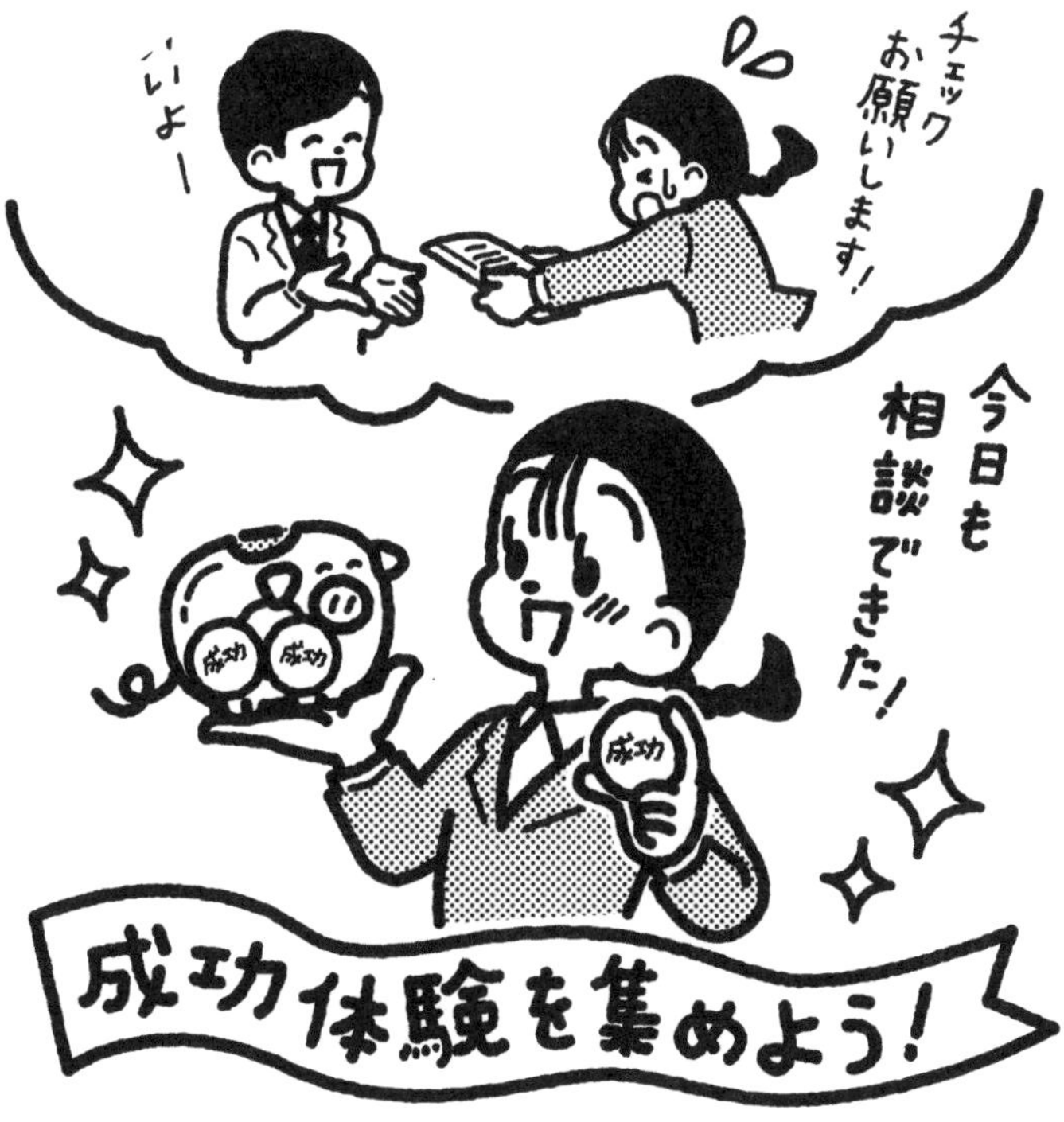
チェックお願いします!
いいよー
今日も相談できた!
成功
成功
成功
成功体験を集めよう!

他者からサポートをもらう能力を高めることも必要です。

能力を高めるためには、まず、「自分は他の人に相談するのが苦手」「人に頼るのが得意ではないタイプ」だということを自覚するところから始まります。

次に、ささいなことから人に相談してみる経験を重ねてみてはどうでしょうか。

例えば、グルメな社員に「このあたりで美味しいランチ知っている？」と聞いたり、隣の席の人に「明日の天気、知ってる？」などと聞いたり、雑談のような気軽な会話でもいいと思います。

そこから、少しずつ難易度を高めていけばいいのです。

そして、パソコンに詳しそうな社員に「これどうやるか知っている？」などと聞いてみたり、「このクライアントの対応に悩んでいるんだけど、◯◯さんなら、どうしますか？」などと聞いたりして、だんだんと相談する範囲を広げていけばいいのではないでしょうか。

Lesson

似たような状況の人の本を読む

仮想体験で成功体験を増やす

前項のように「人の力を借りて成功体験を増やす」以外にも成功体験を増やす方法があります。

「似たような状況の人の本を読む」ことです。仮想体験で成功体験を増やす方法といえます。

これは、処理可能感だけでなく、把握可能感を高めることにも通じます。

新しい仕事ができなくて困っている、人間関係で悩んでいる……社会で働いていると、いろいろと困難な状況に陥るものです。人がこのような〝悩みごと〟を抱えるのは、把握可能感の観点からいえば、「悩みごとについて解決の糸口が見つからない（＝

状況を理解できない)」、または「悪い結果しか想定できない(＝予測できない)」からだと思います。

そして、処理可能感でいえば、「解決のための資源(武器や仲間)が見当たらない」ということになります。

そのようなとき、もちろん誰かに相談するのもありですが、誰にも知られたくないこともあるでしょう。カウンセラーや弁護士などの専門家への相談は、費用面で厳しいという人もいると思います。

そこで私がおすすめする方法は、**似たような状況の人の「本を読む」**ことです。

「自分に似た状況の人の本」を探すときのポイントは、「本の内容面に着目すること」です。

自分の悩みに関連するキーワードを書き出す

本を探す前に、まず、「自分の悩み」と関連するキーワードを書き出して、優先順位をつけていくといいでしょう。

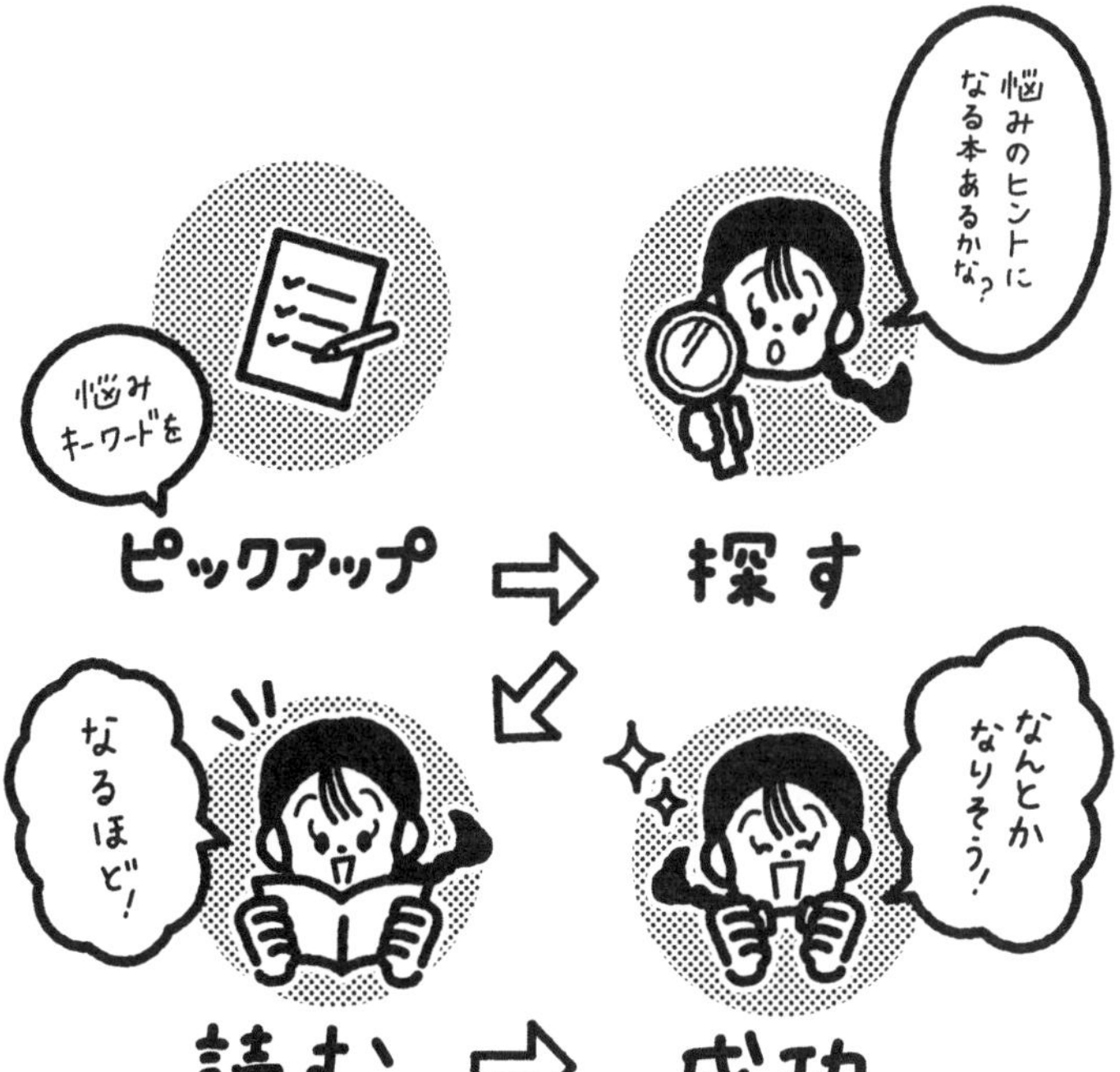
悩み
キーワードを
ピックアップ
悩みのヒントになる本あるかな？
探す
なるほど！
読む
なんとかなりそう！
成功

例えば、職場の上司の対応に悩んでいるのなら、「職場の人間関係」「嫌な上司」「ハラスメント」などです。

そのうえで書店に行き、カバーや目次などでそのワードがある書籍を選んで、見比べて自分に合うなと思うものにするといいでしょう。

ネットなどでワードを検索してみても、探しやすいと思います。その検索で出てきた本の中から、自分に近いテーマを扱った内容の本を選ぶのです。

そして、自分の状況に近い人で、うまくいった方法やうまくいった考え方を中心に読んでみてください。

次に、もし可能なら、自分の職場に置き換えてシミュレーションをしてみてもいいでしょう。

こうして、**自分の体験ではないけれども、近い状況の人の成功体験から学ぶことで、「なんとかなるだろう」という感覚を醸成していく**のです。

Lesson

「うまくいったこと日記」を書く

小さな成功体験を可視化する

適度な課題をクリアしていくことによる「成功体験」は処理可能感につながりますが、「成功体験なんてない」「いつもうまくいかない……」というタイプの人もいらっしゃいます。

そういう場合はどうしたらいいでしょうか。

「成功体験なんてない」「いつもうまくかない」という人でも、落ち着いて自分の日常をふり返れば、多かれ少なかれ「成功体験」といえるものはあるはずです。

・職場にきた新しい人とはじめて話せた

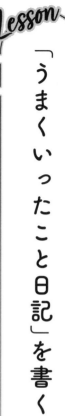

・卵焼きがいつもよりうまく焼けた
・パソコンの不調を、詳しい人に聞いて解決できた
・クレームを受けた同僚をフォローして、うまく切り抜けることができた

など、**よくよく考えてみれば、「うまくいったこと」「なんとかなったこと」などの成功体験はあるものです。**

それらを「うまくいったこと日記」として記録してみてください。

メモするだけでも十分

「日記」と聞くと「めんどくさそうだな」と思う人もいるかもしれません。しかし就寝前に簡単にメモするだけでも十分です。まずは1週間続けてみてください。

「うまくいったこと日記」の最もシンプルなのが左ページのものです。

ちなみに、就寝前にうまくいった気分を思い出すと質の良い睡眠につながるというメリットもあります。

「うまくいったこと日記」を書いてみよう

日付	今日の自分の行動でうまくいったことは何？
10/23	職場にきた新しい人とはじめて話せた。
10/24	卵焼きがいつもよりうまく焼けた。
10/25	パソコンの不調を、詳しい人に聞いて解決できた。
10/26	思い浮かばず……。
10/27	クレームを受けた同僚をフォローして、うまく切り抜けることができた。
10/28	朝スッキリ目覚めることができた。運動がちゃんとできた。
10/29	ランチに入ったお店がすごくおいしかった。

このように1日の終わりに、「今日の自分の行動でうまくいったことは何だっけ?」と思い出して書いてみてください。

人によって「うまくいった」「成功」の定義は異なりますし、毎日何気なく過ごしてしまって、うまくいったことを取りこぼしている可能性もあります。

落ち込んでいたり凹《へこ》んでいたりすると、思考がネガティブになって、よいことに目が行きづらいこともあります。

よいことが思い浮かばない日は、無理に日記を書かなくても大丈夫です。そういう日は、今まで書いたうまくいった行動を見るのがおすすめです。

「あ、こうしてうまくいったんだった」と気づくことがあれば、同じような行動をしてみるのもいいでしょう。それを試してみることで、さらなる「うまくいった」経験につながることもあります。

Lesson

自分なりのストレス解消法をストックしておく

ストレスがたまっているときにやることは？

「なんとかなる」と思える力を高めることは大切ですが、「今、この瞬間のストレスをどうにかしたい！」ということもあるでしょう。

怖い上司からイヤな仕事を振られた、責任の重い仕事がうまくいってない、嫌いな人に常識外のひどいことを言われたなど、働いているとストレスがたまることはよくあります。

「ストレスでいっぱいだ」と感じたとき、ストレス解消のためによくやる行動はありますか。

例えば、次のような行動です。

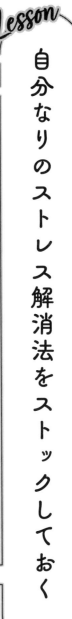

・納期が近くて残業続きだと、コンビニでスイーツを買って食べる
・職場で雰囲気が悪くなると、休憩室に行く
・仕事で理不尽なクレームを受けたときは、リフレッシュするために温泉に行く

人は、自分にふりかかった出来事を「ストレッサー（ストレス要因）」として認知すると、それに対する、「コーピング（ストレスに対処するための行動）」を実行します。左のようなことです。

・残業（ストレッサー）
↓コンビニでスイーツを買う（コーピング）
・雰囲気の悪さ（ストレッサー）
↓休憩室に行く（コーピング）
・理不尽なクレーム（ストレッサー）
↓リフレッシュするために温泉に行く（コーピング）

コーピングが成功すればストレス反応（ストレスによって心身や行動面に出る反応のこと）は改善します。一方でこの過程がうまくいかないと慢性のストレス反応につながる可能性があります。

そして、「このストレッサーに対しては、自分は、このコーピングが効いた」といった成功体験を把握しておくといいでしょう。

自分が抱えているストレッサーに対して、柔軟に、適切なコーピングを選択できるようになると、ラクに生きられるようになります。ストレスフルな状況でもつぶされずに、ある程度余裕をもって行動できるようになるのです。

したがって**ストレスに対するセルフモニタリングが重要です**。

つまり、「自分は、今、どの程度のストレスを抱えているか」「自分はどのコーピングを選択することが多いか」について自分でわかっていることです。

「コーピング日記」をつける

セルフモニタリングの具体的な方法として、「コーピング日記」があります。日記には、次のような4つの質問について答えを書いていきます。

1. 出来事：どんなことがストレスですか？

最近、理不尽なクレームを受けてばかり

2. 思いつくコーピングをいくつかあげてみましょう

・旅行に行く
・軽い運動をする
・おいしいものを食べに行く

3. 2のなかで今すぐできるものを選びましょう

軽い運動をする

4. 気持ちにどんな変化がありましたか？

少しスッキリした気分になった

このように、ストレッサーと自分のとったコーピングについて書き出してみるのです。こうした日記を書き続けていくと、次のようなメリットがあります。

・普段、自分がどのようなことに対してストレスを感じ、どんな気分を感じやすいかなど、自身のことがわかるようになる
・普段、自分がよく使うコーピングがわかる
・自分に対してよく効くコーピングがわかる
・コーピングの引き出しが増える（＝いろいろな出来事に対応できる術が増える）

ストレスに対して自分がとりがちなコーピングがわかると、あまり体によくないコーピングは控えるように気をつけることができます（肝臓の数値がよくないのにア

ルコールを飲むなど)。

あるいは、ストレス解消にならないのについやってしまうコーピングをやめて、効果的なコーピングでストレスを和らげることができるようになります。

ストレス解消が上手にできるようになれば、そこで生まれた余裕によって「なんとかなる」という気持ちも生まれやすくなります。

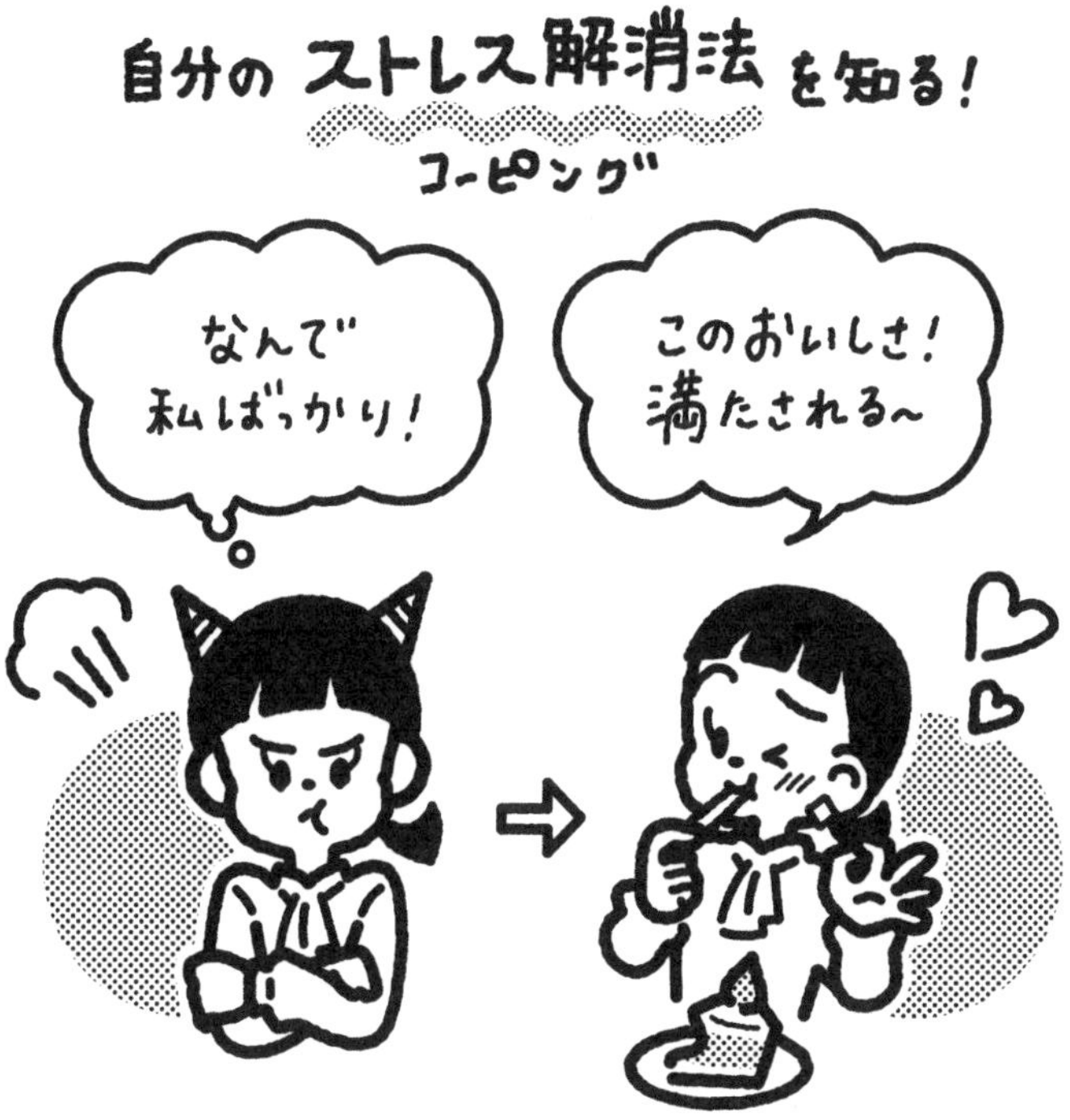
自分のストレス解消法を知る!
コーピング
なんで
私ばっかり!
このおいしさ!
満たされる~

Lesson

気兼ねなく「助けて」「教えて」と言える人をつくる

安全基地のような存在の人

適度な課題をクリアしていくことによる「成功体験」は、「人」を頼って実現してもいいのですが、この「人に頼る」「人に助けてもらう」ことが苦手な人も少なくありません。

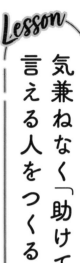

「人間関係が苦手」「気軽に助けてって言えない」「教えてと言ったらバカに思われるかも」といった思いを抱く人たちです。

ただ、「人間関係」をうまくつくれないと、やはり処理可能感を高めるのは難しくなります。

そのためカウンセリングや講演では、気兼ねなく「助けて」「教えて」と言えるような〝安全基地〟のような存在の人をもつことの大切さをお話しすることがあります。「安全基地」とは、その名のとおり、「心から安心できる場所」であり、危険を感じずに自分らしく過ごせる場所、危ないときに守ってもらえる居場所（心の拠《よ》り所《どころ》）を想像してもらうといいでしょう。

大人になってからの安全基地は、お互いが共感し合えるような良質なコミュニケーションをとっていく場所ともいえます。

そういう場所をつくるにはどうしたらいいでしょうか。

私は、その第一歩は「良質なコミュニケーションのなかでも、特に聴く部分を大切にすること」だと思っています。

カウンセラーの講習では、さまざまな「技法を訓練」します（資格の種類にもよりますが）が、その前にひたすら練習するのが、〝積極的傾聴〟です。

「積極的傾聴」とは、「他者の話を自分の価値観などを入れず、そのまま聴く態度」のことです。お互いが共感し合えるような良質なコミュニケーションにとって、積極的傾聴はとても大切なのです。

積極的傾聴を心がけてみる

積極的傾聴で重要なポイントは、次のようなことです。

・話し手の話を〝いい・悪い〟でジャッジしない（そのジャッジは自分の価値観にすぎない）

・話のどの部分に焦点をあてるかを考えながら聴く（話し手の考えや気持ちに焦点を当て、その言葉が出たら繰り返すなどしてみる。例えば「つらい」という言葉が出たら「つらかったのですね」と繰り返す）

・話し手と聴き手が逆転していないかチェックする（きっかけとなる言葉をかけはしても、アドバイスはしない。特に自分の経験からのアドバイス話はＮＧ）

・話の内容を深めることを目標とする（「なぜそう思うのですか？」などと質問し、話を深掘りする）

こういった積極的傾聴を意識して心がけていると、だんだんと聴く力が高まっていきます。そして話を聴いていた相手への理解も深まります。

お互いが共感し合うためには、まず相手を理解することが大切です。相手を理解し、共感できることが増えると、相手からもまた理解され、共感されるようになっていきます。

こうしてお互いが共感し合えるようになると良質なコミュニケーションがとれるようになり、「安全基地」といえるような人ができるでしょう。その人には自然と「助けて」「教えて」といえるようになると思います。

このような人の存在が、処理可能感の「なんとかなる」につながっていくのです。

Lesson

回避する行動パターンを変えてみる

失敗を恐れ挑戦しないタイプ

「なんとかなる」と思える力が弱いタイプの人は、いつも物事をネガティブにとらえたり、考えたりしてしまいがちです。結果、未来に対してよいイメージをもちにくく、行動に移すことが苦手だったりします。

例えば、上司から取引先をまわって注文をとってくるように言われ何社もまわったのに、1件も注文がとれなかった場合、すぐに「やっぱり自分はダメだ」と思ってくじけてしまうのがこのタイプです。このようなネガティブなとらえ方をしてしまうと、その後の行動パターンが消極的になるなど「回避する行動」をとることが多くなります。

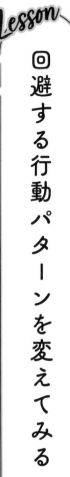

「できない↓自分はダメだ↓自分が信じられない↓挑戦しない（回避する）」

という思考の流れです。

このような思考のまま同じ回避する行動パターンを繰り返していくと、「なんとかなる」と思える力はますます弱まっていきます。挑戦しないのですから、「なんとかなった」成功体験を積めないのです。

行動することで考えが変わる

このような回避する行動パターンを変えていく方法として「行動療法」があります。回避する行動を選択する背景には「またできないかも」「できなかったらどうしよう」といった不安や恐怖があります。

不安や恐怖があるから挑戦を避け、逃げてしまうのです。

回避する行動は一種の「現実逃避」で、短期的には不安や恐怖の軽減に役立ちます。しかし、最終的になんの解決にもつながっていないことから、長期的には不安感や恐怖感がさらに強まり、自信も失っていきます。

回避する行動をやめるには、どうしたらいいでしょうか。

「先のことは深く考えずに思いきって行動する」ことです。

「とりあえずやってみる」のです。

先ほどの例でいえば、注文がとれなくてもネガティブなことを考えず、「今日はダメでも明日はいけるかもしれない」「とりあえず次の会社に行ってみよう」と、とにかく行動（挑戦）してみるのです。

営業などは、何度も断られていると慣れてきますし、断られることは自分自身を否定されているわけではないことに気づいてきます。

やっているうちに、何回かに1回は成功して、「なんとかなった」という成功体験も積めるようになります。

行動していくうちに、結果として、最初の漠然とした不安や恐怖は減っていくでしょう。

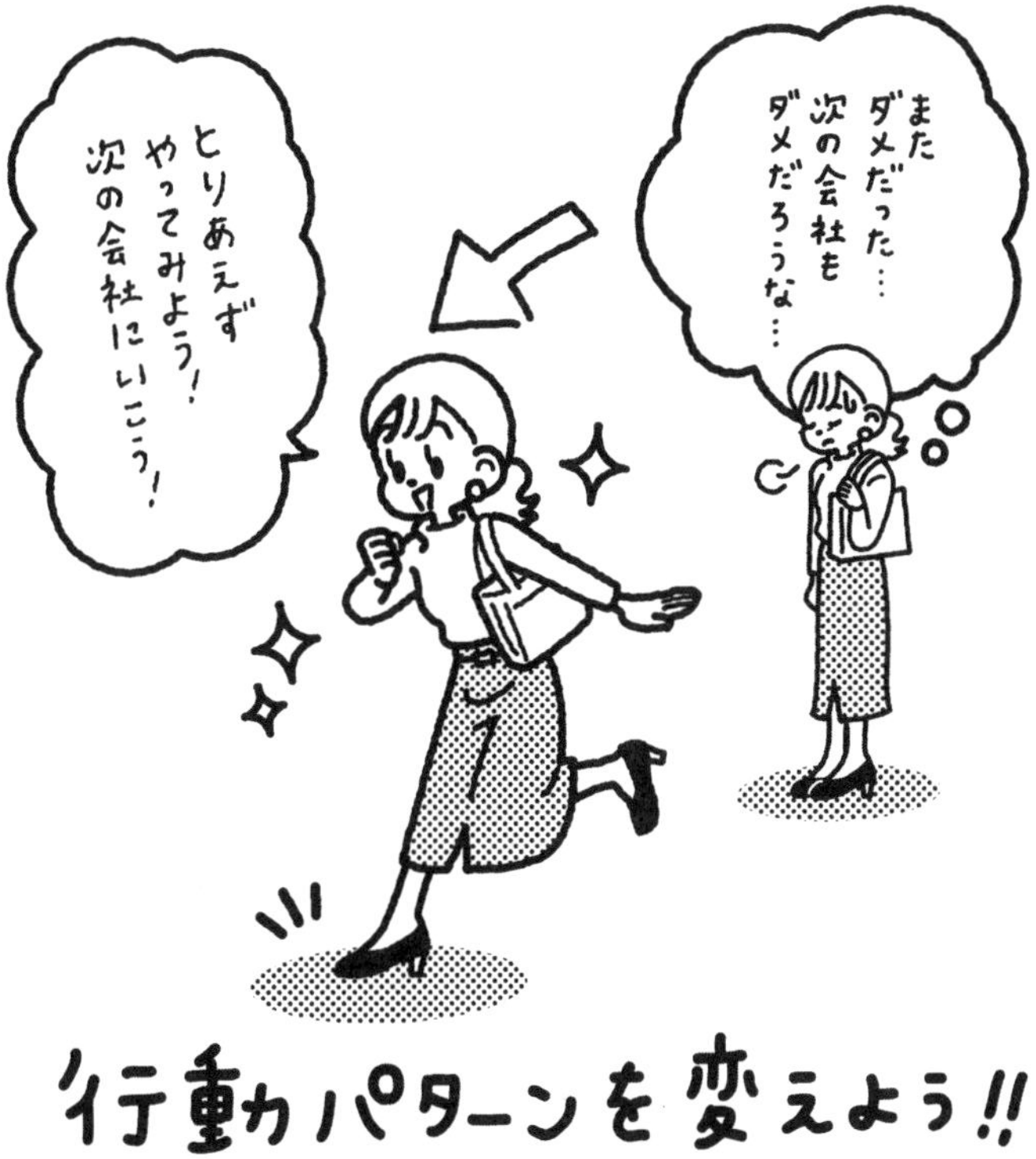

また
ダメだった…
次の会社も
ダメだろうな…
とりあえず
やってみよう!
次の会社にいこう!
行動パターンを変えよう!!

Lesson

人間関係を大切にする、そこから学ぶ

人間関係が苦手な高橋さん

ここからは、「処理可能感」を高める方法について、具体的な例からお伝えしていきたいと思います。高橋さん（仮名／20代男性）のケースで考えていきましょう。

〈高橋さんの場合〉

私は、小学校低学年の頃に両親が離婚し、母子家庭で育ちました。母は看護師で、母の実家の近くで2人で暮らしていました。母が夜勤で家にいないときは祖父母のところに行っていたので、一人ぼっちになることはなかったのですが、父親がいないことを寂しく思うことはありました。

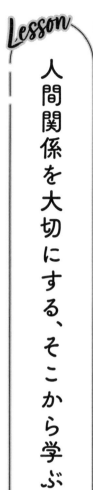

仕事を転々として、ギャンブル好きだった父は、母にとってはよくない夫だったと思いますが、私はよく遊んでもらいましたし、父だけは私のことを褒めてくれました。祖父母や母は、父親がいないことで私に不憫《ふびん》な思いをさせたくないと、いつも気をつかっていたと思います。偏差値が高い中学校に入れようと、母は塾代を稼ぐために仕事に精を出し、祖父母は食事や塾の送迎をしてくれました。

祖父母と母は口癖のように「お父さんみたいにならないように、勉強してよい学校を出て、大企業に入るか公務員にならないとね。みんなを見返してやればいい」などと言っていました。

もともと理想もプライドも高かったからでしょうか、私にも過剰な期待をし、成績は一番をとれ、有名中学に入れといつも言っていました。「お父さんみたいにならないように……」という言葉に私は反発を覚え、それを聞くたびに悲しくなっていました。耐えられなくなって一度だけ、母と祖父母の前で父をかばったことがありましたが、母に泣かれ、祖父母からは軽蔑するような態度をとられました。それ以来、私は3人が望む「優等生」を演じていました。

優等生キャラでいれば母の機嫌もよかったですし、いろいろな人から頼られたり、褒められたりしたので悪い気はしませんでした。

中学受験は、彼らのプライドを満たすのに十分な有名附属中学に合格し、エスカレーターで大学まで行って卒業しました。しかし、就職活動はうまくいかず、そこそこの規模の企業へは就職したものの、私はいつからか自分のキャラで損をしていることが多いと思うようになりました。

大学生活を楽しもうとサークルに入ったときも、幹事や会計係などを引き受けたことで懇親会では気が抜けませんでした。勉強も就職活動も人一倍がんばりましたが、苦労したわりには納得のいく成果が得られませんでした。ほかのみんなは適度に息抜きをし、いろいろな人の助けを借りながら要領よくやっていたように思います。

私の場合は、友人はもちろん親や教師にも助けを求めるのが苦手で、大丈夫なふりだけは人一倍上手でした。私の存在価値は、みんなが嫌なことを引き受けることにあり、それを断ったら自分の存在価値がなくなると内心ビクビクしていました。

就職してからずっと今の職場ですが、世の中は理不尽だと思うことが多々あります。私は、同期の吉田さん（仮名、男性）とずっと同じ営業部ですが、彼は来月の人事異動で栄転して管理職になるようです。私は、吉田さんの栄転を心から喜べずにいて、そんな自分を嫌だなと思っています。

私が彼の栄転を喜べないのは、自分は彼よりもよい大学を出ているし、仕事を覚えるのも自分のほうが早く、彼をいろいろと手伝ってきたのに……という思いがあるからです。

それに私は自分の足と頭を頼りに販路を拡大してきましたが、人に頼るのが上手な吉田さんは、私のような苦労をせずに、上司や先輩から取引先を紹介してもらって実績を上げています。いずれ努力が報われるのは自分だろうと思ってがんばってきましたが、私はどこかで自分を信じられずにいたのもたしかです。


これまで多くの働く人の悩みを聞いてきましたが、高橋さんのように悩みを話すときに、子ども時代（幼少期・思春期）の家庭環境、とくに親子関係について語る人が多くいらっしゃいます。

このことは、大人になってから抱える課題には、その人の生育歴と大きな関連があることを物語っています。

心理学において、自己と親子を含む他者との関係性のあり方として重要なものに、「愛着（アタッチメント）」という概念があります。

「愛着」とは、主に乳幼児期の子どもと、親（主たる養育者）との間に築かれていく心理的な結びつきのことです。赤ちゃんが空腹で泣いたときは、親は泣き声に気づき、空腹の原因を取り除きます。

このように欲求が満たされるような行為が繰り返されることで、赤ちゃんは自分のいる世界は安心できるものだとわかり、親（主たる養育者）との信頼関係ができていきます。

成長過程において親との間に築かれていく心理的な結びつき（愛着）は、健全な人間関係を育んでいくうえで重要です。

こうした愛着を築いていくことで、しだいに外の世界で挑戦することや、親以外の人との人間関係を結ぶことを学んでいきます。

「愛着」は、首尾一貫感覚を育むうえでも重要です。

難しい状況に陥ったときでも、親のところへ行けば解決してもらえ、抱きしめてもらって安心できれば、「親の一貫した愛情やつながり」により、「把握可能感」（＝いざとなればこの人のところへ行けば安心できる）が育まれるからです。

そしてこれは、「処理可能感」（困難な状況になってもこの人に助けてもらえる）につながっていきます。

結果、首尾一貫感覚が高まっていくのです。

人間関係は「なんとかなる」と思える力にとって重要

高橋さんの場合、子ども時代に物理的または精神的に、親と健全につながることができなかったため、他者とのつながり方がわからなかったのでしょう。愛情不足の家庭で育ったり、あるいは逆に過干渉の家庭で育ったりしたケースで、このような人が多いとされています。

彼らは、このような家庭環境に身を置いているうちに他者との深いつながりをもつ機会を逃しているのです。

そのため、人と親密になることに恐れや不安を抱き、親密な関係性になることを回避するようになり、人間関係において親密さや愛情を求めないことでバランスをとるようになります。

そうした結果、なにごとも他者に頼らず一人でできるようになり、孤独感を感じにくいという強みがあります。反面、このような生き方は、**処理可能感（なんとかなる）の根拠となる「資源」のうち、人間関係（人脈）やその人間関係から得る大切な情報を取り逃がしてしまうことになります**。

恋愛や結婚はもちろんですが、学校や職業生活においても、他者と親密な関係を築いていくことは、良質な人生を送っていくうえで重要です。もちろん、「なんとかなる」と思える力、処理可能感とも大いに関連します。

高橋さんのケースは、まさにそれに該当します。

勉強を人一倍がんばったことで成果（志望校に合格する、よい成績をとる、親や教師から信頼されるなど）を得て、処理可能感の「知力」は高まっても、それがダイレクトに「自信」につながるのは、学業成績で評価される時期までかもしれません。

社会に出て以降は、学業成績以外のさまざまな物差しで測られることが多くなり、一人だけでがんばっても限界がきてしまいます。そうなれば、当然のことながら、「なんとかなる」と思える力が弱まったり、「なんとかできるだろう」という範囲が狭まったりします。

その一方で、吉田さんのような周囲からかわいがられるタイプが早く出世したりします。

吉田さんは、「なんとかなる」の根拠となる人脈（仲間）をもっているからです。

例えば、上司が大きなプロジェクトを高橋さんと吉田さんのどちらかに割り振るときは、まわりの人たちとうまく関係づくりができる吉田さんを選ぶのではないでしょうか。大きなプロジェクトの成功には、たくさんの人の協力が必要だからです。

吉田さんのような「人脈」という資源を活用する力のある人は、人に助けてもらったり、あるいは仕事を教えてもらったりすることで知力がつき、いろんな場面に引き出してもらうことで経験が増えることからも、処理可能感が高くなります。

吉田さんは、人脈や経験という資源を基にした「なんとかなる」と思える力が強いといえます。

高橋さんのように「人と距離を置いてしまうタイプ」は、吉田さんとは反対に上司から仕事をまかされない傾向にあるかもしれません。

このような状況が続くと、高橋さんはプロジェクトだけでなく良質な人生経験を得るチャンスを逃し続け、処理可能感を高めるきっかけをつかめないことになります。

職場で安全基地のような人を探してみる

高橋さんのような人が処理可能感を高めるにはどのようにすればいいでしょうか。

高橋さんのように、子ども時代に親と親密な人間関係をつくれなかった人は、成長過程において心理的に安全な場所（家庭）がなかったといえます。

つまり「安全基地」といわれるものをもたなかったのです。

成長過程で親との間に安全基地をもてなかった人は、大人になったときに〝心の安全基地〟のつくり方がわからなかったりします。

143ページでもお伝えしましたが、大人になってからの安全基地は、自分にとってだけ安全で居心地がいいのではなく、お互いが共感し合う良質なコミュニケーションをとっていく場所です。

「安全基地」といえるほどの人間関係を築くのはとても難しいことですが、一人でも二人でも自分が話しやすそうな人、自分とお互いに良質なコミュニケーションがとれそうな人を探してみることは大切です。**職場で安全基地のような存在の人がつくれると、高橋さんの状況も変わっていくのではないでしょうか。**

また、高橋さんのような、どこかで自分を信じる力が弱いタイプは、未来に対してネガティブなイメージをもつことがあり、なかなか行動に移せないことがあります。「自分の足と頭を頼りに販路を拡大してきた」のに、高橋さんは満足のいく結果を得られていません。一方で、苦労をせずに上司や先輩から取引先を紹介してもらって実績を上げている吉田さんのような行動をとることは避けています。

146ページでお伝えしたような「回避する行動」をとっているのです。「誰かに頼る」「助けてもらう」という行動を避けていてうまくいかないときは、深く考えずに吉田さんのような行動をとってみることも必要です。

高橋さんの場合、「上司に『いろいろ勉強させてください』と言って教えてもらう」「先輩に『こういうときどうしたらいいですか？』と聞いてみる」などの、今までならとらなかった行動をとってみるといいかもしれません。

行動してみた結果、うまくいかないこともちろんあると思います。ですが、**何度か行動を積み重ねるうちに、必ず「教えてもらってうまくいった」「助けてもらってうまくいった」という成功体験も積むことができます。**

こうした経験を重ねることで、「人脈」からくる処理可能感が育まれていくのではないでしょうか。

第4章

どんなことにも意味がある

有意味感を高めるレッスン

有意味感は「どんなことにも意味がある」という感覚

コロナ流行時の看護師の働く意味

有意味感（Meaningfulness）は、専門書では、

「ストレッサーへの対処のしがいも含め、日々の営みにやりがいや生きる意味が感じられるという感覚」（『ストレス対処力SOC』山崎喜比古・戸ヶ里泰典・坂野純子編／有信堂高文社／筆者一部修正）

と説明されています。

シンプルにいうと「どんなことにも意味がある」となり、有意味感が高い人は、「自

分の人生や自分自身に起こることには意味がある」と思うことができます。

つらい環境やストレスフルな状況においても「この仕事には意味がある」「これを乗り越えた先に自分の成長がある」などと意味づけができる人は、有意味感が高いといえます。

例えば、新型コロナウイルス流行時の医療機関に勤める看護師のFさんのケースです。Fさんの勤める病院は、コロナ患者を受け入れていたため大変な忙しさでした。家に帰ることができない日もあり、また、自分が感染することはもちろん、年老いた両親、家族に移してしまっては、という緊張感もありました。

そのうえ患者が次から次へとやってきて、仕事はかつてないほど忙しく、Fさんにとってはとてもストレスフルな状況でした。

こんな過酷な状況であってもやっていけたのは、「私がやっているこの医療の仕事には意味がある」「これを乗り越えた先には自分の看護師としての成長がある」と思えたからだといいます。

「働きがい」を感じられていますか？

働くうえで、Fさんのように**仕事に「意味」を感じられる人は強い**といえます。「働きがいのある職場」とよく言われますが、この「働きがい」ということがとても大切なのです。

アントノフスキー博士は、イスラエル陸軍の首尾一貫感覚が一般市民の首尾一貫感覚より高かったことについて、「イスラエル陸軍の仕事が社会的に尊敬される仕事であり、イスラエルの人たちを守るという共通の高い目的意識をもっていることが高い首尾一貫感覚を生み出している」と言っていたそうです。

「自分たちは何のために働いているのか」「自分が働く意味とは何か」という目的がはっきりしている仕事と同様、使命感を感じやすい仕事、そのことで尊敬されやすい仕事であることも、高い有意味感につながるとされています。

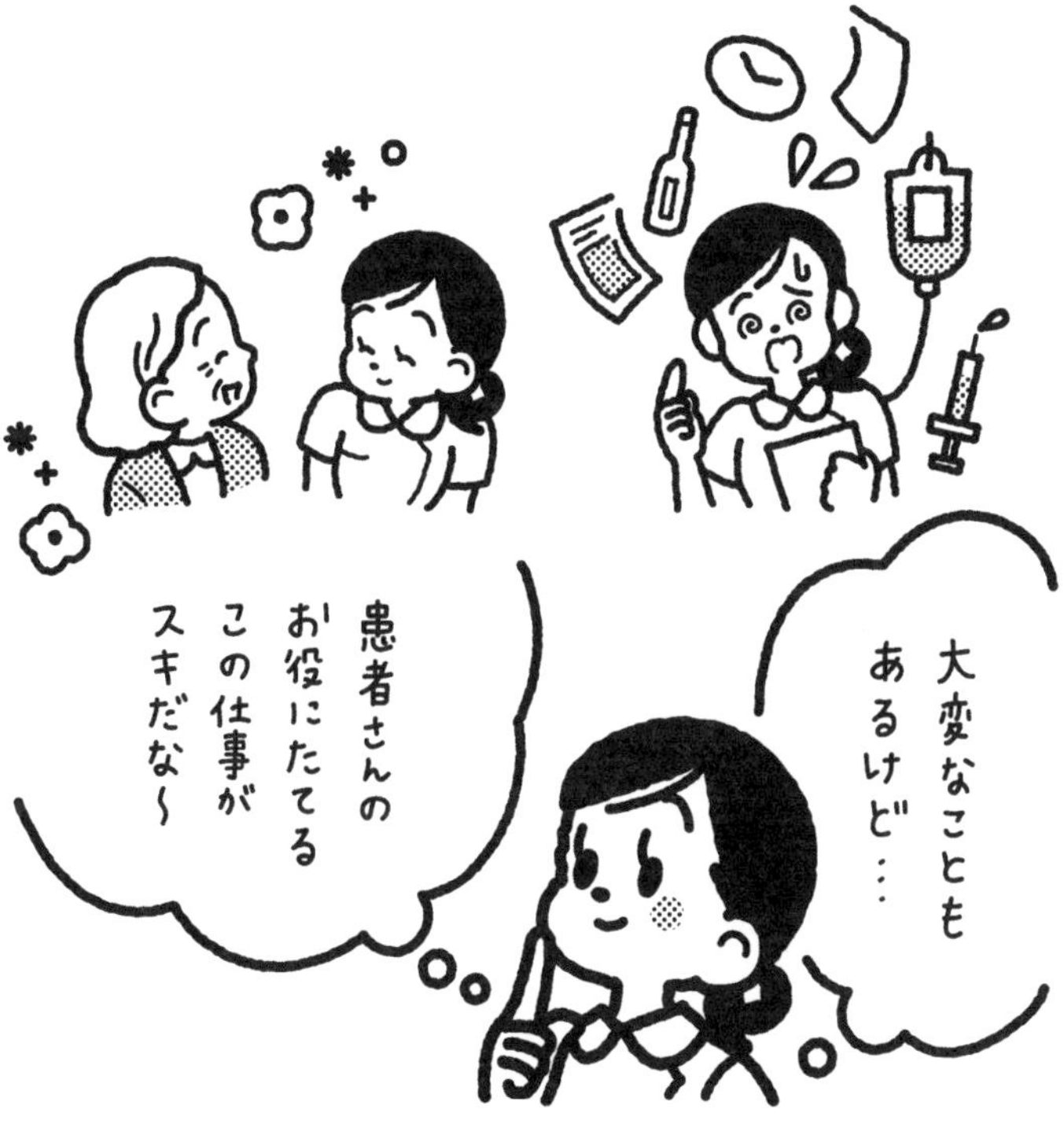
大変なことも
あるけど…
患者さんの
お役にたてる
この仕事が
スキだな～

有意味感を高めるために大切なこと

「自分は役に立った」という貢献感

「有意味感」を高めるにはどうしたらいいでしょうか。アントノフスキー博士は、有意味感を高める「良質な人生経験」の一つとして、**「好ましい結果が得られたことに自分自身も参加・参与したという人生経験」**をあげています。

成功しているプロジェクトに自分自身も参加することなどが一例であることは第1章でご紹介したとおりです。

「好ましい結果が得られたことに自分自身も参加・参与した人生経験」とは、自分自身の行動によって、他者の意思決定に影響を与えた経験を指します。
例えば次のような経験です。

・会議で自分が提案した意見が採用されてよい企画ができ、みんなに喜ばれ、「この会議に参加した意味がある」と思えた
・自分の参加している野球チームが優勝し、自分はレギュラーではなかったものの、チームのメンバーとして練習相手を務め、必要なときにはアドバイスをした経験から「このチームの優勝に貢献できた」と思えた
・自分のお店で出している商品を買ったお客様から「とてもいいものを売ってくださってありがとう。いつも助かってます」と褒められたときに、「このお店で働いてきてよかった」「お客様の役に立っている」と思えた

有意味感を高めるには、このような「好ましい結果が得られたプロセスに参加」をしながら、「自分の発言が評価された」「自分の意見が喜んでもらえて、みんなの役に立つことができた」と思える経験を重ねることが重要だといわれています。

他人から「認めてもらえたこと」も大事

また、「他者から認められる経験」を重ねることも、自分の存在意義を実感できるようになるため、有意味感が高まります。

「君が担当してくれたおかげでうまくいったよ」と働きぶりを認められたり、「あの仕事はいい仕事だね。素晴らしいと思いました」と上司から褒められたりすると、「自分の仕事には意味があった」と感じることができます。

こうした環境にいることが「有意味感」を高めることにつながるのです。

ここからは「有意味感」を育てる方法についてお伝えしていきます。

有意味感を高めるためには？

■好ましい結果が得られたことに自分自身も参加・参与したという経験

■他者から認められる経験を重ねることで自分の存在意義を実感すること

例

会議で自分が提案した意見が採用されてよい企画ができ、プロジェクトが成功した体験

上司から「この間のプレゼンよかったよ。君のおかげで受注が決まりそうだ」と褒められて「この職場で役に立っている」と自分の存在意義を感じられた

Lesson

自分の「存在意義」を感じられる職場で働く

「君がここで働いてくれてよかった」

他者から認められる経験は、自分の存在意義を実感できることにつながり、有意味感を高めてくれます。

したがって、**自分の「存在意義」を感じさせてくれる職場で働くことは有意味感を高めるうえで効果的です**。

例えば、「君の代わりはいくらでもいるんだよ」と言われるような職場で働くか、「君がここで働いてくれてよかった。助かるよ」と言われるような職場で働くか。どちらが存在意義を感じられるかといえば、後者です。こうした職場で働くほうが有意味感を高めることにつながります。

存在意義を認めてくれる上司は部下から評価が高い

私がコンサルティングを担当した職場で、「部下から評価が高い上司・評価の低い上司」について調査したことがありました。

そのときの結果で部下から評価が高かった上司は、次のような人たちでした。

・部下に仕事をふるとき、その仕事が全体の一部分であっても、どのように全体目標の達成に役立つか、どのようなことに留意することで全体のレベルを高められるかという説明があった

・会議や打ち合わせで、ベテランしかわからないような専門的な話になっても、新人がついてこられるように説明してくれた

・意見を求められるような立場にない人にも意見を聞いてくれた

一方で、部下からの評価が低かった上司は、次のような人たちでした。

・会議や打ち合わせで意見を言っても相手にしてくれなかった
・ふられた仕事について詳しい説明を求めたところ、「言われたことだけ黙ってやればいい」という類いのことを言われた
・一生懸命、仕上げた資料を提出したところ、「その辺に置いておいて」と言われ、その資料は放置され続けた

ここからもわかるのは、部下の「存在意義」を認めてくれる上司の評価は高いということです。部下の存在意義を認めている上司は、部下の「有意味感」を高める言動をしていることがわかります。

有意味感を感じさせてくれる人間関係のなかで働くことの大事さを感じます。

自分の考えや意見が所属する組織で評価され、「役に立った」と感じられる経験を大切にするといいでしょう。

また、他者の存在意義を尊重して接することができる人は、その人自身も有意味感が高い場合がほとんどです。

Lesson

「変換力」を高める

「役に立てない」と自信を失ったとき

自分の考えや意見が所属する組織やコミュニティで評価され、「役に立った」と感じられる経験を重ねることで有意味感が高まっていくことは、想像しやすいことだと思います。

しかし、「他者の役に立つ」という経験を数多く重ねたくても、それは自分でコントロールできることではありません。逆に「迷惑をかけてしまった」という場合も少なくないでしょう。

「迷惑をかけてしまった」とき、「自分は存在している意味がない」などと考えてしまうと、有意味感が低くなってしまいます。

カウンセリングでよく受ける相談に「自分に自信がない」「(自分は) 他人の役に立っていない」などというのがあります。

しかしながら、そのように思ってしまうことには、「他者から心ない言葉をかけられた経験」や「自分に対する評価の低さ」などが関係していたりします。本当に「他人の役に立っていない」ということはあまりないように思います。

実は私にも「役に立てなかった」と自信を失ってしまった過去があります。

20代でカウンセラーになった私は、クライアントの状況や気持ちを理解するには人生経験が足りないと感じる場面が幾度もありました。学生時代からずっとカウンセリングの勉強をしていたわけではないので、浅い人生経験を補う知識も不足していました。

経験と知識の不足は、自信のなさとしてカウンセリングに現れ、クライアントから怒鳴られたこともあれば、勤め先にクレームが入ったこともあります。

一時期は、この仕事に向いていないのかもしれないと思い、ベテランの先輩に相談したところ、このように教えていただいたことがあります。

「カウンセラーという仕事のよいところは、自分の失敗やつらい体験をそのまま仕事に生かすことができるところですよ」

その後は、カウンセリングで「あなたみたいな（人生経験が浅い）人に話してもムダだった」と言われ傷ついても、そのときの感情や、どのようにして立ち直ったかを覚えておくことで、私の仕事の引き出しのひとつとなりました。

失敗体験を成長のための〝糧〟に変換することができ、有意味感を高めていくことにもつながったのだと思います。

このように有意味感を高めていくには、ストレスフルな出来事を人生の糧に変えていく〝変換力〟を身につけることがポイントになります。

変換力を高めるための質問

変換力を身につけるためにはどうしたらいいでしょうか。例えば、次のような質問を自分なりに考え、答えを書き出してみてください。

1. 失敗したとき、落ち込んだとき、困難な状況になったときに思い浮かんだ言葉は

何ですか？

答えの例（筆者の場合）：

失敗ばかりでこの仕事に向いていないのではないか

2．1の言葉を「意味のある言葉」「自分を奮い立たせる言葉」に変換するとどんな言葉になりますか？

答えの例（筆者の場合）：

カウンセラーという仕事のよいところは、自分の失敗やつらい体験をそのまま仕事に生かすことができること

3．2の言葉でどんな感情や考えがわいてきますか？

答えの例（筆者の場合）：

一つひとつのカウンセリングを丁寧にこなしていこうと前向きな気持ちになった

こうした質問を考えることで、役に立てなかったと落ち込んだとき、困難な出来事

言葉の変換力を高める

1. 失敗したとき、落ち込んだとき、困難な状況になったときに思い浮かんだ言葉は何ですか？

2. 1の言葉を「意味のある言葉」「自分を奮い立たせる言葉」に変換するとどんな言葉になりますか？

3. 2の言葉でどんな感情や考えがわいてきますか？

に遭遇したときに、「私はダメな人間」「失敗しちゃった……」「どうしてこんな目に」と思ってしまうようなところでも、「変われるチャンス」「神様がくれた成長する機会」といったように考えや思いを変換できるでしょう。

こうした**発想の転換が重要なのだと思います**。

また、**書き出しておくと、困難が訪れたときに見返すこともできます**。

私がベテランカウンセラーからもらったような、仕事の軸となる納得感のある「意味のある言葉」「自分を奮い立たせる言葉」を、文字にして書き出して、引き出しに入れておいたり、デスクトップの目につくところに貼っておいたりするといいでしょう。そして、落ち込んだときや壁にぶつかったときなど折にふれて見るのです。こうした習慣をもっておくと、変換力を高めることができると思います。

もともと首尾一貫感覚が高い、あるいは有意味感の基となる変換力が高いという人が、そうそう多くいるわけではありません。

しかし、考え方やとらえ方を意識的に変える努力をしていけば、これからでも有意味感を高めていくことができると思います。

Lesson

乗り越える意味があるかどうかを整理して考えてみる

あらゆることに意味を見出さなくてもいい

「自分は大切にされている」「自分の存在が尊重されている」と感じられる体験を重ねていくこと（結果形成への参加経験）で、人は有意味感を高めることができます。

しかし、私たちは他者から常に尊重されるわけではなく、その機会を自分でコントロールできるわけでもありません。とすると、いつでも人生に意味を感じ、充実していられるわけではないことになります。

では、自分で有意味感を高めるにはどのようなことを意識すればいいでしょうか。

ここで吉岡さん（仮名）という30代男性の例をご紹介します。

吉岡さんは、大学院で研究をしながら、ある教育機関で心理学を教えたり、テキストを監修したりしていました。そのときは、全体をとりしきっていたリーダーのような立場の遠藤さん（仮名／女性50代）から講義やテキスト作成などを一任され、やりがいを感じていたそうです。

しかし、あるときテキスト作成の件で、遠藤さんと意見がぶつかってしまいました。吉岡さんは、自分の主張が絶対に正しいと言うつもりはなかったそうですが、「自分の名前でテキストを出す以上、その内容では出せない」とはっきり言いました。

遠藤さんと自分のどちらが正しいのかという問題ではなく、自分の名前を出してテキストを作るなら自分の信じていることを貫き通したいだけでした。

その結果、彼は遠藤さんの仕切る会議やイベントには一切呼ばれなくなり、講義をするための情報も入らなくなり、そこに居続けることに意味を感じられなくなったそうです。

彼は、遠藤さんの機嫌をとるために、自分のやってきたこと、大切にしてきたことを曲げるのは有意味感を低めることになると感じ（吉岡さんは首尾一貫感覚を知っており、悩みを整理していた）、「テキストの作成者の中に自分の名前を入れないでほしい」と伝え、その教育機関を去りました。

私は、「有意味感」を高めることに関しては、このあたりが難しいように思います。

自分の人生にとって「この課題を乗り越えることに意味がある」と感じる感覚が「有意味感」ではありますが、**あらゆることに意味を見出して乗り越えよう、ということではありません。**

「どんなことにも意味がある」と言いつつも、「乗り越える意味がある」と思えるものと、そうでないものに区別することが、時には必要なのです。

アントノフスキー博士は、次のように指摘しています。

「アントノフスキー博士によれば、SOC（首尾一貫感覚）の強い人は、時や場合に応じて柔軟かつ比較的すばやく、適切な対処方略や方法を選び取り駆使することができる人であるという。博士は、どんなストレッサーに対しても、はね返し戦おうとのみする、一見勇猛果敢で、しばしばSOC尺度得点も異常に高い人を、SOCの強い（strong）人とは区別してSOCの堅い（rigid）人と呼び、そういう人はストレッサーに対し堅いがもろいと特徴づけている。私たちがSOCの強い人を、ストレッサーやストレスに対し、単に強い人と呼ぶ代わりに、しなやかに強い人と呼ぶ所以である」

（『ストレス対処力SOC』山崎喜比古・戸ヶ里泰典・坂野純子編／有信堂高文社）

どんなことをもはね返して戦おうとのみするのは、首尾一貫感覚が「強い人」とはいえないのです。「堅いがもろい人」といえます。

首尾一貫感覚が本当に高い人とは、「しなやかに強い人」なのです。「逃げるが勝ち」という発想も取り入れて、無理に乗り越えようとしないことが、有意味感を高めるコツといえるでしょう。

向き合うべきか、状況を整理する

したがって、この困難な状況に対して「向き合うべきか、逃げるべきか」を整理して判断することが大切です。例えば、左ページ図のように、整理して状況を把握してみます。図では、先ほどの吉岡さんのケースを例にします。

まず、「ストレスを感じた出来事」について書いてみましょう。自分なりの見方でOKですが、なるべく客観的な事実を書くように心がけてください。

次に「この出来事による影響」について書き出します。仕事に影響が出たのか、人間関係がどうなったのか、思いつくかぎり書きます。

状況を整理してみる

1. ストレスを感じた出来事について（なるべく事実を書く）

例 仕事上のキーパーソンとなる人物（遠藤さん）と意見がぶつかり、それ以来、会議やイベントに呼ばれなくなった。

2. この出来事による影響は？（仕事に影響？人間関係に影響？）

例 仕事上のさまざまな情報がわからない。仕事がやりにくい

3. どういう状況にすることが望ましいか？（望む解決方法）

例 遠藤さんに（自分の考えを）理解してもらうこと

4. 3は現実的かどうか？

例 あまり現実的ではなく、試す価値を感じない

3つめに、「どういう状況にすることが望ましいか?」も考えて書いてみます。これは自分なりに「こうあったらいいのにな」という願望や理想です。あくまで願望や理想なので、気にせず、思ったままに書いてみてください。

そして最後に、3つめに書いた「どういう状況にすることが望ましいか?」で考えた解決方法が「現実的かどうか?」を考えます。

このようにして状況を整理し、自分なりに把握することで、「把握可能感」も高まりますし、解決方法を考えるところで、自分のもっている資源の棚卸しにもなり、「処理可能感」も高まります。

しかし、**それらが高まったとしても「有意味感」を感じられないのであれば、「取り組まない」という判断をすることが必要な場合もあります。**

人生の深刻な場面でも希望をもって、やれることをやる

母が「末期がん」と宣告された加藤さん

ここからは、実際にあった相談内容をもとに、「有意味感の高め方」についてお伝えしていこうと思います。

加藤さん（仮名／30代女性）の例をご紹介しましょう。加藤さんは、私の知るかぎり、首尾一貫感覚は決して低くない人です。

しかし、生きていればいろんなつらいこと、悲しいことが起こります。

事故にあったり、病気になったり、大切なものを失ったり、離別を味わったり、人生にはさまざまな出来事があります。

〈加藤さんの場合〉

ある日、60代の母が胸の一部に痛みや違和感があると言ったので、病院に付き添って行ったところ、乳がんだろうと告げられました。

その後、さらなる精密検査を終えてわかったことは、母のがんはステージ4の末期がん、手術は意味がないということでした。残された方法は体力が続くかぎり、抗がん剤を続けていくことだけだというのです。次々に聞いた〝悪い意味〟での想定外な説明に、目の前が真っ暗になってしまいました。

突然のがん宣告にも母は、一見落ち着いてふるまっていますが、転移の不安、治療の選択、高齢の体に抗がん剤の副作用リスクなど、心配ごとは尽きません。私自身、支えなきゃと思いつつも「どうしていいかわからない」状態です。「想定の範囲外」の出来事が続いて、何から考えていいのかわからず、混乱しています。

また、外科手術ができず打つ手が少ない状況に「なんとかなる」ともなかなか思えません。自分を奮い立たせようと、過去の経験を引っ張り出してきて「なんとかなるだろう」と考えるようにしても、その場で適切な手段が思い浮かびません。

母とは別々に住んでいたのですが、特段の用がなくても電話やLINEなどで頻繁にコミュニケーションをとっている関係です。だからか、「どうしてこんなことになったのだろう。もっと早く気づいてあげられたら……」などと、堂々巡りで考えてしまいます。

「どうしてこんなことに。母のこの病気になんの意味があるのか」と思えてしかたありません。私はこれからどうしたらいいのでしょうか。

このご相談から、普段は首尾一貫感覚が高めの加藤さんですが、突然のお母様の末期がん宣告という状況に、首尾一貫感覚が低くなってしまっていることがわかります。「把握可能感」も「処理可能感」も低くなってしまっており、「なんとかなる」とはどうしても思えない状況です。

このような強いストレスのある状況で、加藤さんはどうしたらいいのでしょうか。

加藤さんの先ほどのお話には続きがあります。

加藤さんはある晩、今まで貯めてきたお気に入りのショップやレストランのスタンプカード（来店ごとにポイントが貯まるカード）を破ってゴミ箱に捨てているお母様の後ろ姿を見たそうです。

声をかける雰囲気ではなかったけれど、目が離せない光景だったとのこと。加藤さんのお母様は、もうスタンプを最後まで貯めることはないと思ったのかもしれませんし、期限がついているものを身のまわりに置きたくなかったのかもしれません。

加藤さんは、「母のこの姿を一生涯忘れないだろう」と思いながら眺めていましたが、突然ハッと我に返りました。

彼女はそのとき「今度は自分が母に恩返しする番だ」という思いにいたったそうです。

恩返しすることが、母の治療のためにできるだけのことをする意味（**有意味感**）だと感じたのです。

そこから加藤さんは、「自分に何か少しでもできることはないか」と思い、本を読んだり知識をつけたりして（**把握可能感**）、抗がん剤に耐えられるようにレシピを考えた料理を作るなどしていった結果、少しずつ「なんとなかる」と思えるようになったそうです（**処理可能感**）。

有意味感をもつことから、ほかの2つの感覚が回復して高くなっていったいい例といえるでしょう。

有意味感はどんな状況でももつことができる

経験したことがない大きな壁にあたって把握可能感がもてないときも、どう考えても「なんとかなる」なんて思えなくて処理可能感がもてないときにも、有意味感はもてます。

「困難な状況であっても、このことには意味がある」「このことを意味あるものにするために私は何をすべきか」という有意味感は、もつことができるのです。

例えば、「はじめに」で、首尾一貫感覚はユダヤ人強制収容所を生き延び、その後も心身を健康に保つことができた女性の研究から生まれたものだと言いました。

このことを思い出してください。

強制収容所のような環境に置かれると、「先のことがどうなるか、まったくわからない」「いつ殺されるかわからない」という思いになることでしょう。把握可能感が低くなるのは必然という状況です。

また、こんな状況で「なんとかなる」「なんとか生きて出られるだろう」などと楽観的に考えられる人も、あまりいないでしょう。

それでも、このような状況下にあっても、「このつらい経験には意味がある」「この経験を少しでも意味のあるものにしよう」と思うことができる人たちはいました。「この出来事には、何かの意味がある」と有意味感を高いレベルで感じることができる人たちです。

有意味感の高い人は、「この経験には意味がある」と思うからこそ、「なんとかして先の展開を考えよう」「何ができるか考えよう」と把握可能感も高い状態を保てますし、それにともない「なんとかなると信じよう」「なんとかしよう」と処理可能感も高められるといえます。

有意味感が高い人は、成長意欲が高く、課題に果敢に取り組むことができる人といえます。有意味感をもつことによって、把握可能感や処理可能感につなげることができるのです。

もうムリ〜
策を考えましょう!
有意味感の
低い人
高い人

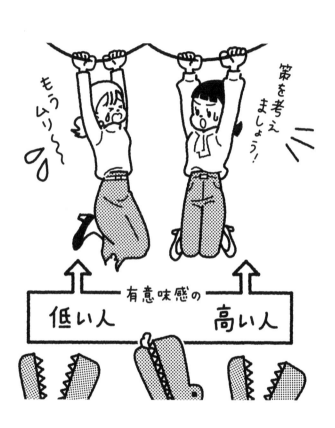

ものごとを肯定的にとらえる

3割の「健康な人」に注目した素晴らしさ

「はじめに」でも触れましたが、首尾一貫感覚はアントノフスキー博士による医学的な聴き取り調査の成果として提唱されたものであり、別名「健康に生きる力」と呼ばれています。

首尾一貫感覚は、「健康生成論」と関連があるので、健康生成論についてご説明をしましょう。

健康生成論は学術的な本では次のように紹介されています。

「健康生成論は、健康はいかにして生成されるのか、すなわち、健康はいかにして回復され維持され増進されるのかという、従来の医学がとってきた疾病生成論とは

180度転換した新しい発想と観点から得られた知見・知識に基づく仮説的理論体系である」(『ストレス対処力SOC』山崎喜比古・戸ヶ里泰典・坂野純子編／有信堂高文社)

疾病生成論は、「疾病原因となるものを解明して取り除く」という考え方です。従来の医学(予防医学や公衆衛生なども)は、疾病生成論的な観点から膨大な知識と実践を蓄積しています。

一方、この疾病生成論とは真逆の観点が健康生成論です。

アントノフスキー博士の研究の経緯を通して、健康生成論と首尾一貫感覚との関連性や概念について理解を深めたいと思います。

ここで、再び引用します。

「アントノフスキー博士は、1970年代の初頭、イスラエルの更年期の女性を対象に、若い頃の強制収容所でのユダヤ人皆殺しという極度に過酷な経験がトラウマという心の深い傷となって更年期の心身の健康に及ぼすネガティブな影響について検討する研究プロジェクトに参加していた。調査・分析の結果は、(194ページ上図に示した通り)更年期女性で心身の健康を良好に保っている者の割合は、強制収容所から

イスラエルの更年期女性における強制収容所経験群と非経験群の比較

――過酷な経験が心身の健康に及ぼす影響(模式図)注

	更年期における心身の健康		
	良好	不良	計
強制収容所からの生還群	30%	70%	100%
そういう経験のない群	50%	50%	100%

注）上記の用語や数値は、わかりやすくするため、アントノフスキー博士の研究紹介文をもとに、概数にするなど、書き換えている

『ストレス対処力SOC』（山崎喜比古・戸ヶ里泰典・坂野純子編／有信堂高文社）より

の生還群では約3割と、それを経験しなかった群での5割に比べて明らかに悪いという、予想どおりの結果が得られた。しかし、**このとき彼の興味を引いたのは、その結果よりも、全員がトラウマとしてその影響を更年期にまで引きずっても何らおかしくないほど極限的なストレスを経験した強制収容所からの生還群の女性で、なお3割もの女性たちが心身の健康を良好に保っていたという事実のほうだった。**

極度に過酷なストレッサーに曝され極限のストレスを経験しながら、心身の健康を守れているばかりか、その経験を人間的な成長や成熟の糧にさえして明るく前向きに生きている、こうした人々に共通する特性

は一体何なのか。アントノフスキー博士は、そういう問題意識から、その後、過酷な経験を余儀なくされた人々に対するインタビュー調査を行うとともに、先行する関連研究や古今東西の著名な学者の理論のレビュー（再検討）を行った。その結果発見・提唱にいたった特性がＳＯＣであり、その発見・提唱を導いた上述のユニークな問いの立て方が健康生成論的発想だったのである」（『ストレス対処力ＳＯＣ』山崎喜比古・戸ヶ里泰典・坂野純子編／有信堂高文社／筆者一部修正）

アントノフスキー博士が首尾一貫感覚を提唱するきっかけは、ユダヤ人強制収容所に収容されていたにもかかわらず、更年期になっても「良好な健康状態を維持することができた3割の女性」に着目したことでした。

アントノフスキー博士が、従来の医学的な見方（疾病生成論）をする研究者であったならば、「3割の良好群」よりも、「7割の不良群」を研究するほうに力を注いだのではないでしょうか。

博士が従来の研究者と違った点は、「3割の良好な人」に着目した点でした。

私は、拙著『「首尾一貫感覚」で心を強くする』（小学館）で、このアントノフスキー博士の着眼点を「コップ半分の水」の理論に喩《たと》えました。

コップに半分残っている水を見て、「まだ半分も残っている」と考えられる人は物事をポジティブにとらえる人で、「もう半分しか残っていない」と考える人はネガティブにとらえる人だという話です。

拙著ではコップ半分の水の理論と博士の着眼点についてさらに深掘りをしているので、ご興味のある方はぜひご一読ください。

アントノフスキー博士は、ユダヤ人強制収容所に収容されながら健康を保てた人々が3割もいたことに着目したわけですが、そこに博士の〝好奇心〟があったと言われています。

好奇心こそが大切

博士は知的好奇心から3割の健康群に着眼し、さらに、健康を保てた人々に共通していたものを抽出して明らかにすることに意味や意義を感じたのだと思います。博士の有意味感は、「健康を保てた謎を解き明かすこと」にあり、その〝有意味感〟が、研究を成し遂げるための〝処理可能感〟を高めたのではないでしょうか。

その結果、研究により健康を保てた人々に共通していた感覚が抽出され、「首尾一貫感覚」と名付けられたわけです。

首尾一貫感覚が生まれ、健康生成論が体系化される背景には、博士の処理可能感と有意味感の高さがあったのだと思います。

首尾一貫感覚を測るための「自記式質問紙」があります。その質問項目を見ると、普段の自分の価値観や考え方、感じ方に関する質問が多くあります。

それらの質問項目は、例えば、次のような質問です。

把握可能感の質問

「あなたは、不慣れな状況にいると感じ、どうすればよいかわからない、と感じることはありますか？」

処理可能感の質問

「あなたは、あてにしていた人にがっかりさせられたことがありますか？」

有意味感の質問

「あなたは、自分のまわりに起こっていることがどうでもいい、という気持ちになることはありますか？」

これらの質問は、「不慣れな状況」や「がっかりさせられたこと」があったとしても、それすらも糧にして前を向けるかどうか、身のまわりに起こることに対して「どうでもいい」と投げやりにならずに受け入れて、人生にとって「意味のあること」と思えるかどうかを問うているように思います。

どんなことが起きても、最後には整合性のあるものとして、ある意味、肯定的にとらえること、それが首尾一貫感覚なのだと感じています。

「肯定的にとらえる」というのは、アントノフスキー博士の場合、好奇心と変換力がポイントになります。

高い首尾一貫感覚をもち、人生全体を肯定的にとらえることのできた博士は、一見マイナスに見える出来事であっても、好奇心をもって興味深い事象に変えていくことができる〝変換力〟をもっていたのだと思います。

このことは、有意味感を高めるうえでも、首尾一貫感覚を高めるうえでも大切なことだと感じています。

おわりに

職場の人間関係がしんどい、上司がパワハラ気質、ママ友がマウントばかりとってくる、家庭が不和——これまでたくさんの悩みごとを聞いてきましたが、私たちの悩みの9割以上は「人間関係」の悩みです。

人間関係とは他者と自分との関係のことですが、悩んだとき、私たちが向き合うべき相手は、本当は〝自分自身〟です。なぜなら、不安や怒り、虚しさ、悲しみを抱いて悩んでいるのは、自分自身だからです。

多くの人は、ギリギリまで自分の気持ちをすりへらし、耐えたりごまかしたりしながら、つらい環境になんとか自分を合わせようとがんばっています。

しかし、〝我慢の限界〟という言葉があるように、心には容量があります。

個人差はあるものの、心のコップが我慢でいっぱいになったとき、心や身体に不調が現れます。

本書の目的は、気持ちをすりへらして「もうダメ……」となる前に、いやいや「なんとかなる」という気持ちをもてるようになることです。

先ほど悩みごとの9割は人間関係が原因だと言いましたが、同時に、ほとんどの悩みごとは人間関係によって解決します。「もうダメ……」というときは視野が狭くなってまわりが見えず、自分の力だけで解決しようとしがちです。

そういうときは、少しだけ顔を上げてまわりを見まわしてください。そうすると、話を聴いてくれそうな人、新しいアイディアをくれそうな人がいるかもしれません。

これまで他人に頼ってきた経験が少ない人は、最初は勇気が必要かもしれません。時にはプライドを捨てることも必要です。

しかし、話を聴いてもらったり相談したりすることに慣れてくると、「なんとかなる」感が確実に高まって新しい世界が広がります。

万が一、嫌な態度をされて断られたとしても、今後はその人をあてにしなければいいだけのことです。それがわかれば、何か問題が起きたとき、相談しても大丈夫な人という引き出しができます。

すると、「なんとかなる」感だけでなく、「だいたいわかった」感も高まってきます。

首尾一貫感覚は〝身体全体に染みわたっているような確信〟といわれています。本書を読んで、少しでも「なるほど」と思ったり、腑に落ちるところがあったりしたなら、その部分から「感覚」を高めていっていただけたらと思います。

首尾一貫感覚は、このような体感を繰り返し得ていくことで自然と高まっていくものなのです。

ここまでお読みいただき、本当にありがとうございます。

首尾一貫感覚という聞き慣れない言葉がタイトルにあり、「なんだか難しそう……」と思った方も多いかもしれませんが、この概念を知っていただくことは、皆さんの今後の人生にとって大きな力になるはずです。

本書を通じて、首尾一貫感覚に興味をもった、もっと知ってみたいと思った方は、ぜひ巻末の参考文献を手にとってください。新しい発見があると思います。

本書を執筆するにあたり、たいへん多くの方々のお力添えをいただきました。

私が首尾一貫感覚という概念を知り、博士論文でより理解を深めることができたのは、指導教官であった筑波大学大学院の水上勝義教授のご指導があってのことです。必ず社会に還元していきたいと思っております。

株式会社メンタルシンクタンクの代表取締役社長であり、国会議員政策担当秘書の資格保持者である浜崎篤人氏には、議員秘書のストレス研究などで多くの示唆をいただきました。本当にありがとうございます。

そして、家族や友人たちからも応援や励ましの言葉をいただきながら、多くの力をもらいました。

また、本書の編集を担当していただいたディスカヴァー・トゥエンティワンの大田原恵美氏に、心より感謝いたします。

最後に、たくさんの本があるなかで本書を手にとり、最後までお読みいただきましたすべての読者の皆さまに、心よりお礼申し上げます。

２０２３年　９月

舟木彩乃

〈雑誌・ウェブサイトなど〉

『労働安全衛生法に基づくストレスチェック制度実施マニュアル』厚生労働省　2016年

小塩佳奈・水上勝義『がん就労者のストレスと就労意向の関連の検討』「産業ストレス研究」 25巻2号　2018年

嶋田江利香·辻大士·水上 勝義『あん摩の手技を用いた力学的刺激が身体愁訴、気分、自律神経機能に与える影響』「文理シナジー」26巻2号 2022年

戸ケ里泰典・山崎喜比古・中山和弘・横山由香里・米倉佑貴・竹内朋子『13項目7件法 sence of coherence スケール日本語版の基準値の算出』「日本公衆衛生雑誌」62巻5号　2015年

舟木彩乃・水上勝義『精神科医に求められる役割とメンタルヘルス』「新薬と臨牀」第65巻6号　2016年

舟木彩乃・水上勝義『国会議員秘書のストレスに関する研究』「産業ストレス研究」25巻3号　2018年

舟木彩乃・水上勝義『国会議員秘書のストレスに関する研究 - 4名のライフストーリー・インタビュー調査から』「文理シナジー」21巻1号　2017年

舟木彩乃・水上勝義『地元事務所に勤務する国会議員秘書のストレスに関する研究 - 議員会館勤務の国会議員秘書のストレスとの比較 -』「文理シナジー」24巻1号 2020年

舟木彩乃『職場のストレス・マネジメント術』「毎日新聞経済プレミア（Web)」2019年

舟木彩乃『「部署ガチャがハズれ」と嘆く人がはまる無意識の罠、“貧乏くじ癖”の脱出法とは』「ダイヤモンドオンライン（Web)」2023年

森本万記子・辻大士・水上勝義『神経筋疾患者の母親の心理的 well-being 関連要因の検討 －首尾一貫感覚、スピリチュアリティ、コーピング－』「文理シナジー」25巻2号 2021年

主要参考・引用文献

〈書籍（著者五十音順）〉

アーロン・アントノフスキー著『健康の謎を解く－ストレス対処と健康保持のメカニズム』山崎喜比古・吉井清子監訳　有信堂高文社　2001年

ヴィクトール・E・フランクル著『夜と霧　新版』池田香代子訳　みすず書房　2002年

大嶋信頼著『自己肯定感が低い自分と上手につきあう処方箋』ナツメ社　2019年

小杉正太郎編著『ストレス心理学－個人差のプロセスとコーピング』川島書店　2002年

ジュリー･スミス著『一番大切なのに誰も教えてくれないメンタルマネジメント大全』野中香方子訳　河出書房新社　2023年

平木典子著『アサーション・トレーニング　－さわやかな〈自己表現〉のために－』日本・精神技術研究所　2009年

福井至・貝谷久宣監修『図解やさしくわかる認知行動療法』ナツメ社　2012年

舟木彩乃著『「首尾一貫感覚」で心を強くする』小学館新書　2018年

舟木彩乃著『過酷な環境でもなお「強い心」を保てた人たちに学ぶ「首尾一貫感覚」で逆境に強い自分をつくる方法』河出書房新社　2023年

水上勝義・辻大士著『ストレスマネジメントの理論と実践』医学と看護社　2023年

山崎喜比古・戸ケ里泰典・坂野純子編『ストレス対処能力 SOC』有信堂高文社　2008年

山崎喜比古 監修・戸ケ里泰典 編『健康生成力 SOC と人生・社会－全国代表サンプル調査と分析』有信堂高文社　2017年

山崎喜比古・戸ケ里泰典・坂野純子編『ストレス対処力 SOC －健康を生成し健康に生きる力とその応用』有信堂高文社　2019年

「なんとかなる」と思えるレッスン
首尾一貫感覚で心に余裕をつくる

発行日　2023年10月20日　第1刷
　　　　2023年11月17日　第2刷

Author　舟木彩乃

Illustrator　kikii クリモト

Book Designer　装丁　小口翔平＋須貝美咲（tobufune）
本文　相原真理子

Publication　株式会社ディスカヴァー・トゥエンティワン
〒102-0093　東京都千代田区平河町2-16-1 平河町森タワー11F
TEL　03-3237-8321（代表）　03-3237-8345（営業）
FAX　03-3237-8323
https://d21.co.jp/

Publisher　谷口奈緒美
Editor　大田原恵美

Distribution Company
飯田智樹　塩川和真　蛯原昇　古矢薫　山中麻吏　佐藤昌幸　青木翔平　小田木もも
工藤奈津子　松ノ下直輝　八木眸　鈴木雄大　藤井多穂子　伊藤香　鈴木洋子

Online Store & Rights Company
川島理　庄司知世　杉田彰子　阿知波淳平　王廳　大﨑双葉　近江花渚　仙田彩歌
滝口景太郎　田山礼真　宮田有利子　三輪真也　古川菜津子　中島美保　石橋佐知子
金野美穂　西村亜希子

Publishing Company
大山聡子　小田孝文　大竹朝子　藤田浩芳　三谷祐一　小関勝則　千葉正幸　磯部隆
伊東佑真　榎本明日香　大田原恵美　志摩麻衣　副島杏南　舘瑞恵　野村美空　橋本莉奈
原典宏　星野悠果　牧野類　村尾純司　元木優子　安永姫菜　小石亜季　高原未来子
浅野目七重　伊藤由美　蛯原華恵　林佳菜

Digital Innovation Company
大星多聞　森谷真一　中島俊平　馮東平　青木涼馬　宇賀神実　小野航平　佐藤サラ圭
佐藤淳基　津野主揮　中西花　西川なつか　野﨑竜海　野中保奈美　林秀樹　林秀規
廣内悠理　山田諭志　斎藤悠人　中澤泰宏　福田章平　井澤徳子　小山怜那　葛目美枝子
神日登美　千葉潤子　波塚みなみ　藤井かおり　町田加奈子

Headquarters
田中亜紀　井筒浩　井上竜之介　奥田千晶　久保裕子　福永友紀　池田望　齋藤朋子
俵敬子　宮下祥子　丸山香織

Proofreader　株式会社草樹社
DTP　浅野実子（いきデザイン）
Printing　日経印刷株式会社

ISBN978-4-7993-2991-7
「NANTOKANARU」TO OMOERU LESSON　by Ayano Funaki